U0395527

孙琛琛

著

也许你没必要那么自责

心理师和一个抑郁女孩的
心灵旅程

上海远东出版社

图书在版编目（CIP）数据

也许你没必要那么自责：心理师和一个抑郁女孩的心灵旅程 / 孙琛琛著. ——
上海：上海远东出版社，2023
ISBN 978-7-5476-1890-5

Ⅰ.①也… Ⅱ.①孙… Ⅲ.①抑郁症－精神疗法 Ⅳ.①R749.405

中国国家版本馆 CIP 数据核字（2023）第 012007 号

责任编辑　李　敏
封面设计　徐羽心

也许你没必要那么自责：心理师和一个抑郁女孩的心灵旅程

孙琛琛　著

出　　版	**上海远东出版社**	
	（201101　上海市闵行区号景路 159 弄 C 座）	
发　　行	上海人民出版社发行中心	
印　　刷	上海锦佳印刷有限公司	
开　　本	890×1240　　1/32	
印　　张	9.125	
插　　页	1	
字　　数	234,000	
版　　次	2023 年 6 月第 1 版	
印　　次	2023 年 12 月第 2 次印刷	
ISBN	978-7-5476-1890-5/R・123	
定　　价	58.00 元	

谨以此书献给我所有的来访者，
我们相互陪伴、相互启发、相互治愈，
你们的力量、勇气和决心着实令我敬佩！
我非常荣幸被邀到你们的心灵世界，
相互探索最深处的奥秘，
一起懂得内心的强大即是"弱小"，弱小
即是"强大"！

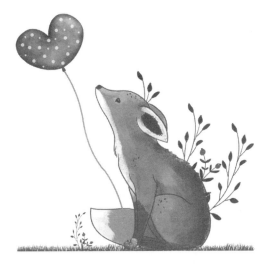

目　录

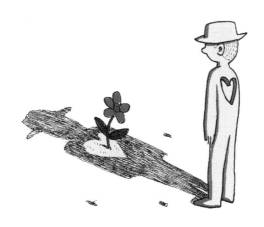

自 序

一个人有两个我，

一个在黑暗里醒着，

一个在光明中睡着。

——（黎）纪伯伦《沙与沫》

上面这句话，我想，对抑郁症患者来说，或许他们的体会更为深刻一些吧！

暴风雨往往并不可怕，可怕的是它来临之前的宁静，掩盖了它残暴的本性，动摇了人心。就像抑郁症本身也并不可怕，可怕的是它所带来的冷漠，遮盖了原本有温度的心，折磨着人性。

绝代佳人阮玲玉因为性格敏感，再加上情感不顺，最终不堪各方舆论压力，患上了抑郁症。25 岁那年，她选择了"离开"，留下了一句令人扼腕的四字遗言："人言可畏！"

风华绝代的张国荣先生在愚人节那天伤叹："我一生无做坏事，为何这样？"一跃而下，将生命永远定格在了 46 岁的年轮上。他在《霸王别姬》里塑造的程蝶衣一角，至今让很多影迷念念不忘。

"你尽可以把他消灭掉，可就是打不败他。"这是《老人与海》的主人公桑提亚哥在海上与鲨鱼搏斗时的内心活动，也是作者海明威深受抑郁症困扰的一生写照。1961 年，海明威在美国家中开枪自杀，他一生都是一名虔诚的基督教徒，而自杀在基督教义中是极大的罪孽。

"抑郁症"早已不是一个陌生的话题，可人们总是避而远之，对它的认识更多还停留在"不开心""行为过激"的粗浅表面，缺少对其背后痛苦和孤独的理解。也许某一天，我们会因为身边一向看似正常的朋友被诊断出抑郁症而感到惊讶不已，又或者会为一名素不相识的抑郁症患者结束了珍贵生命而感到万般遗憾。惊讶、遗憾过后，我们不得不认真问自己一个问题：我们对抑郁症究竟了解多少？

早在 20 世纪，西方已将"抑郁症"称为"世纪之病"，可见它的危害令人胆寒。近些年，随着国内经济的发展，国人健康意识的提升，心理健康也逐渐进入大众视野。一些精神心理卫生组织对抑郁症的普及宣传一定程度上提高了人们对心理疾病的认知。对于抑郁症，人类在弄清楚它的道路上砥砺前行的同时，不可否认也付出了百般惨痛的代价。它仿佛对我们的一言一行，甚至心之所想都做到了如指掌，留下神秘不解、恐怖不已的直觉印象。更为讽刺的是，当我们还在回避、无视它存在的时候，它已每年夺走百万人的生命。平均到每天有 2 740 人死于自杀，过去的每分钟都有 2 人因此而亡。也许是一名有个聪明伶俐的孩子的母亲，也许是一名作为家庭支柱的中年男性，也许是一名人生花朵还未绽放的少年……

就在我编辑以上文字，读者阅读以上内容的这几分钟里……

请原谅我的忧愁与悲伤，因为这一切太过于沉重和伤痛！

抑郁症又称情感障碍。临床症状表现为情绪低落、情感冷漠、缺乏自我价值认同、人际功能性损伤。抑郁症产生的原因有遗传性的和后天性的，发病率高。据调查，仅有不到 5% 的抑郁症患者正在接受专业治疗。如果说癌症成为"第一杀手"的原因是医学治疗技术的有限，那么抑郁症被称为"第二杀手"则跟人们轻视和回避它的态度脱不开干系。人们将其称为"沉默的杀手"，其危害有二：一是易被忽视的病理特征，不易引起人们的重视；二是讳疾忌医的"病耻感"让一些人将其误解为精神疾病，刻意掩盖和否认病情，错失最佳治疗时机。很多人惯以矫情、作态来形容抑郁症患者，事实上，这是错误的做法。心理疾病所带来的痛苦一点都不比身体疾病产生的痛苦少，并非无病呻吟。如同骨折带来撕心裂肺的痛感，抑郁症患者也会受到精神疼痛的摧残，严重时甚至会有不良躯体反应。严格说，抑郁症是一种真正意义上的疾病，简单概括为只是一种心理反应又或者自己调整情绪就可好转的想法都不是直面问题的做法。当我们选择无视它存在的时候，它也乘间抵隙进入我们的生活，并对我们造成巨大的影响。

作为一个从事心理健康工作快十年的人，我的生活早已趋于两点一线：家—咨询室。虽有些夸张表达之意，但非有一丝无奈之感，而更像是一种热爱。我被众多来访者真挚地邀请到他们内心最深处的灵魂，那是一种感受与感受间的呼应，心灵与心灵间的对接。我倾向把它比作一场心灵旅程，在一次次奇特的旅途中，我发现人类的所有智力都是思想的结果。思想蕴含着丰富宝藏，给人启迪与指导。抑郁症患者更是纯粹的思想者，他们能够敏锐捕捉到生活的细节，对人生觉悟的能力更是非"常人"所能匹敌。正是这深度思考带来的困扰，成为他们生活暂时的羁绊。而我的工作职责是手握可细致观察世界的"显微镜"，以更少扭曲、否认的角度去引导他们看到事情的真貌，用有效的、温和的反馈协助他们脱离短暂的难堪。这份工作不仅给了我学习和超越自己的机会，也让我对抑郁症有了更具独特视角的认知。我将之整理成本书的内容，以独特角度来对抑郁症进行科普传播。这也是我力求在本书中呈现的中心思想。

我曾在一次深夜的电话里对一位准备投身西湖的青年女子进行自杀干预，也曾目睹一位青涩少年在淋浴间割腕的经过，还和一位三跳黄浦江只求一死的七尺男儿彻夜长谈。过去的一幕幕都在眼前浮现，不由感叹镜池丛中走，荆棘已满身。震撼的声音刺激着我的大脑神经，做点什么的想法无时无刻不涌入心间。这些悲伤故事都是促使我写这本书的动机，而真正着手动笔是缘于一年前一位年轻的摄影师"鹿道森"在微博里写下的一份悲痛欲绝的5千字遗书："请你此刻开始爱你的孩子吧！压垮我的不是一根稻草，是无数的沙粒……别了，我无疾而终破碎的梦想，请记得我有花掉我所有的力气奔向于你。"他在美丽的情人岛结束了生命，25年的人生，短短5千字记录，显得微若萤火，但如果每一个字都承载着一份记忆的伤痛，那就浩如沧海。我经常反复看着他留在世间的遗言，警醒我的工作；生活不断告诫我们人生之路坎坷不平，但也贵在心态。痛定思痛之后，我想为他、为抑郁症患者写本书。这本书起笔于2021年12月1日，这一天，也是证实命运之神没有眷顾这位满身伤痕之人的一天。

整本书以记录心理师（我）与来访者（W）全程咨询对话的形式展开，其间穿插我对案例的个人解析和说明，其中不乏我在工作中发现的一些有用观点和技术上的使用说明，这些观点是非常个人和主观化的，在此特别说明，还请广大读者给予理解。所有对话内容因为出版要求做不到全部呈现，但我还是尽可能把访谈中对话的原本面貌展现给读者们。这本书包含了许多我喜欢的措辞习惯，而且从口语到书面语的转化也避免不了修饰，也请读者们谅解。同时，为了方便读者更系统更有效地阅读，我将整本书的内容分为以下四个部分：

第一部分：（第一章）心理师和来访者咨询前期的匹配；

第二部分：（第二章）心理师与来访者咨询关系的建立；

第三部分：（第三章—第十一章）来访者主诉问题的处理；

第四部分：（第十二章—第十五章）来访者心理健康促进发展和巩固。

因咨询技术的灵活性，阶段内容实际上在各章节里都有穿插呈现，读者们仔细阅读也能细微捕捉到。在阅读本书时，如果读者将自己代入书中来访者 W，我想，也能够感受到心理咨询的价值所在。由衷希望这本书能带给大家提升自我的动力、感受生活美好的能力。这也是我孜孜不倦从事心理健康工作的核心动力。

最后，诚挚地感谢这一路上最重要的导师：每一位来访者。我非常荣幸被邀请进入你们最深处的心灵，成为你们最忠实的倾听者，你们的信任，使我对自己的工作充满了热爱与激情。感谢 W，你的善良和勇气令我敬佩，正是你愿意将自己的故事呈现出来，我才有了这宝贵而又真实的写作素材。同时也感谢"心灵语录"里的朋友们，你们用内心的声音向抑郁症患者传递着一份特殊的关爱，在通往"光明"的路上，你们让他们看到自己不是孤独的行者。

第一章
首次访谈

　　"大多数人支持，就是对的。少数人支持，就是错的。"殊不知，这种固有观念让大多数人和少数人之间缺乏了理解。原本不正常的行为，被人视为理所当然，原本正常的行为却被视为不正常，抑郁症患者也就被挤到边缘绝境。我所认识的"他们"也并非不清醒，相反他们都太清醒。

第一次和 W 晤面是在她的同性朋友 F 陪同下。一进咨询室，W 便躺卧在沙发上，软弱无力的身体早已支撑不了她在陌生人面前注重个人形象。一对黑黝黝的眼圈使她看上去更心力交瘁。W 没有开口述说，倒是坐在一旁的朋友先开了口。通过朋友简单介绍，心理师了解到：W 是在凌晨 4 点从悉尼匆忙赶回上海，经历 10 多个小时的飞行，早已是身心俱疲，还未来得及稍作调整，便赶往市区医院。装满精神药物的袋子就隔在两人之间，W 若有所思地看着那些药物。朋友简单几句话就道出了今天到访的目的——抑郁症。

W，1990 年出生于上海，在国内完成初级教育后，17 岁出国留学，大学毕业后留居悉尼，从事移民咨询服务工作。也是在 17 岁的那年，她被诊断出抑郁症，从此开始了长达 13 年与药为伴的无奈生活，这期间 W 也因状态好转而停药 1 年，但抑郁终究挥之不去，成为她生活里最可怕的噩梦。

在心理师接触过的抑郁症患者中，像 W 这样长期依赖药物的患者不在少数。如果不是出于无奈，光阴珍贵，谁又愿意给自己扣上一顶"药罐子"的帽子？也有部分患者采取跟长期依赖药物截然相反的治疗方式，他们出于对药物副作用隐患的担忧，只接受心理治疗，即使病症程度严重到必须要进行药物干预，也不为动摇，从而耽误了最佳物理治疗时机。事实上，抑郁症的临床治疗需要药物理疗和心理治疗双管齐下，科学实验也证明结合治疗要比单一治疗效果更好。

在与 F 的前期交谈中，心理师收集了很多有关 W 的个人信息，这些信息对心理师和 W 接下来开展的访谈工作而言，是十分宝贵的资料。W 有过两段心理治疗咨询史，第一段是在她 22 岁，因为受抑郁症严重困扰，W 不得不休学一年回国疗养，回国后在家人苦口婆心的建议下找到一家心理咨询机构做了心理咨询，W 和心理师的交流最终停留在第 3 次结束之后，具体原因 F 也不得而知。第二段是在她 26 岁，因为工作性质变动而产生压力无法自我调节，W 便寻求一位华裔心理医生的帮助。同样，在第 2 次咨询结束后，W 再也没有踏入那位医生的诊室。受前两段经历的影响，W 对心理治疗失去了信心，但 F 作为 W 身边最亲近的好朋友，看到 W 身处痛苦之中也于心不忍，再三说服才让 W 重新接受心理咨询，至于接下来的过程能收获什么，达到什么效果，F 比 W 显得更是心里无底。

听完 F 的简述后，心理师开始将重心转向今天的主要人物——W。

心理师：这种情绪低落的感觉是从什么时候开始的？

来访者：（没有回应，迟眉钝眼地看着眼前的两袋药。）

朋　　友：从我认识她的那天起，我就发现她很难开心。那时候我们大概十六七岁。

心理师： 在前面的交流中我听到"抑郁症"，我们一起交流下对它的理解和感受？

来访者：（一直盯着药物的眼睛微微转动，依旧没有言语回应。）

朋　友： 请允许我必须用"心如刀绞"来形容它。我曾经也有过情绪特别低落的时候，那是在大学四年级下学期，我面临继续升学还是进入职场的选择，一直游移不定，人生之路举步维艰。幸运的是，我熬过了那段艰难时期，正因如此，我更能理解 W 如今深陷泥潭的糟糕。

心理师： 如你所见，我接触过很多抑郁症患者，对此也有一些自己的理解。他们善于思考，能够捕捉思绪里每一条细小的"脉络"，我理解为那是智慧的花火。他们关注世间冷暖百态，会为一句话用心斟酌许久，避免言语上对他人造成伤害。他们有着自己所谓的豁然且坚定不移的信念，也许是因为为人友善、待人真诚的性格，抑或是严于律己、志在成功的态度……最后抑郁了，我不知道我们是因为什么呢？

　　一个睿智、善良的人可能不会抑郁，但有抑郁症的人大多睿智、善良。"好人病"就是形容抑郁症的。患者拥有一颗非常"高贵"的心，化身善良使者去拯救他们眼里的病态社会，一生都在照顾别人的感受而疏忽对自己的关照，最终让自身陷入抑郁痛苦之中。他们试图走出痛苦，却被告知不得不学会对外界释放内在"攻击"，对他们而言，那是罪恶的。最终，他们选择第二个出口，将攻击转向了内在自己。

来访者：（眼光从药物转向心理师，继续保持沉默。）

朋　友：您说得太对了！W经常陷入深度思考，这让她拥有了一个聪慧的大脑。我很少会看到一个人像她那样如此富有爱心，她甚至会因为一只无家可归的流浪猫而潸然泪下。

心理师：是的。

朋　友：希望您能帮帮我的这位温柔敦厚的朋友。我看过一些心理书籍，提到人类的迷惑行为和"潜意识"紧密关联，潜意识对一个人的发展影响深远。W的潜意识需要深度挖掘！

心理师：你说得很好。我需要说明一下，心理咨询像是日常照镜子，心理师好比一面镜子，来访者通过镜面反射呈现自己，时刻对照自己，看清自己。这里的"清"就是指已经发生但并未达到意识状态的心理活动过程，也称"潜意识"。潜意识影响一个人的判断力和决断力，人类95％的行为都受到它的控制。心理咨询是一个将潜意识的内容意识化的过程，这需要一个人不断地观察自己、发现自己、探索自己、修通自己，最终达到自我个体发展的目的。通过心理咨询我们还可以发现那些曾被夸大的缺点和忽视的优点，这些都有可能在漫长的自我发展中成为一种固有的认知模式，导致对事物产生偏差和扭曲的见解，影响着生活的方方面面。当然，最重要的一点是，心理咨询是建立在心理师和来访者之间相互尊重、平等合作的原则上开展的。如果你的朋友愿意，我也希望自己能够帮助到她。

朋　友：那真的是太好了！

来访者：（眼神缓慢地往眼角左上方移动。）

心理师在与F交流的同时也在对W的肢体语言和面部神情进行细微观察。一个合格的心理师需要具备多项能力，其中就包括对细微之处有极致的洞察力。语言可以撒谎，但肢体语言透露出来的心理状态却很少有欺骗性，而瞬间闪现的面部神情能揭示出最真实的情感。W 那僵硬的身躯、游离的眼神无不反映出她此刻的精神非常紧张。人类进化到现在，依旧保存与动物一样对生存威胁和物质匮乏的不安全机制，陌生的环境触发了 W 的自我保护机制，才让她有了精神上高度的警觉。此时，一个安全、放松的环境对 W 来说尤为重要。

心理师：第一次走进咨询室，你有什么感觉？

来访者：（慢慢吞吞移动着身躯，由半躺式调整到坐立式。）

朋　友：房间装修色调以橙色为主，给人一种温暖舒心的感觉。平静之中还能闻到一缕淡淡的檀香。印象最为深刻的是，您那温和谦卑的态度让我们感到倍受尊重，打破了我一直以来对心理医生的刻板印象。

心理师：如果用一种状态来描述你现在的体验，会是什么呢？

朋　友：放松……吧？对！放松！我感到特别想倾诉。（还没等心理师观察到 W 的反应，F 已脱口而出。）

来访者：我……我……是因为太善良！

　　这时访谈已经进行了半个小时，W 开口说出了自进咨询室起的第一句话，一旁的 F 被 W 那突如其来的举动弄得既疑惑又惊喜。心理师知道，W 是在回答她的坚定信念是什么。因为是第一次交谈，心理师并不想直接去打破 W 的沉默式防御机制，而是巧妙地通过与其朋友沟通来循序渐进地降低她的防御。陌生的环境需要熟悉的支持，此时 F 就是 W 最好的支持。在心理咨询中，心理师永远要关注到与来访者生活中的重要人物交谈，其中包括他们的父母、配偶、儿女，还有不要忽略陪同前来咨询的重要人物，他们可以提供一个全新的视角去帮助心理师了解来访者。更关键的是，这些重要的人物对于来访者来说可能意味着一切情感的价值。事实证明，心理师对 F 的关注所获得的良好反馈，直接推动了心理咨询计划的进展。

心理师：那是牵动内心深处的声音，理应被我们听到。

来访者：我不想再当一个善良的人，哪怕一次也绝不允许。我如此相信身边人，赋予生活美好的期待，而这些年得到的结果，还不是一次次的失望、一次次的心灰意冷？我不想再看到自己无力的样子，更不想陷入痛苦的泥沼中无法自拔，唯一的方式就是不对任何事情有所期待。你能理解吗？

心理师：这所有的想法听起来是如此真实，每个想法的背后都有一份灵魂的意图。

来访者：无力之人，只能在喟然长叹中唏嘘度日。

心理师：若非生活所迫，谁愿负重前行！

来访者：（点了点头。）看来你还是能够理解的。

朋　　友：（看了看坐在一旁微微颔首的 W，紧紧地握着对方的右手。）

心理师：你现在感受到了什么？

来访者：F 的陪伴，还有你的理解。

心理师：是的，F 的陪伴非常重要，我们今天能有机会坐在一起交流，离不开她的极力推动。假设今天你是自愿来到这里的，你认为驱使你的动力会是什么呢？在你回答这个问题之前，我想先提出一个想法，你根据自己意愿做出决定。如你所见，这间咨询室里可以容纳每个人的观点，出于我们讨论话题的渐进深入性以及保密原则规定的考虑，我们是否以单独交流的形式展开后面的对话？

来访者：单独交流吧！

朋　友：太好了，我也非常尊重 W 的决定。

F 离开了咨询室到外面的休息区等待，房间里只剩下心理师和 W。

来访者：说实话，我不清楚这次谈话之后是否还会再来，我有心理治疗的经历，也知道抑郁症需要一段时间的规律治疗，更清楚治疗中的每个设置。如果不是 F 在我身边一直鼓励我，我今天不可能坐在这里。既然来了，也就不怕直说，我的动力源自于内心的恐惧，我害怕成为一个"不正常"的人。

心理师：你的左手边有一张白纸和一支铅笔，如果用一幅图片来呈现你内心的恐惧，你会画什么图案？我们一起闭上眼睛去感受它好吗？

来访者：我不知道会画出什么图案，但我会尽力用心去感受它。

心理师：我会与你一起面对它。

W 拿起桌上的铅笔，闭上了眼睛。

来访者：我在不停地转动着手中的笔……

心理师：你做得很好！发现它是什么了吗？

来访者：好像是……对！就是它，"黑洞"，一望无际的黑洞笼罩着我的生活。我有些喘不过气来……

心理师：现在尝试放松你的身体，调整到最舒适的坐姿，很好……拉紧肌肉，然后慢慢地使之放松，现在，你能说出最放松的身体部位吗？我们的肢体语言也是表达情绪的途径之一。

来访者：最放松的部位是双脚。

心理师：最不放松的身体部位是哪里？

来访者：双臂。

心理师：现在请你将双臂抬于胸前高度，然后自由落下，感受支撑手臂的力量突然散去的瞬间。深吸一口气，让这口气填满你的整个胸腔，再缓慢地将体内气体呼出，越慢越好……重新感受你现在的身体，是否变得更放松一些？

来访者：是的！感觉身体放松了许多。

心理师：你做得很好！我们继续前面的对"恐惧"的描画，当你再次感到不安和窒息时，只要再重复一次刚刚的方法就可以将其克服。

来访者：好的，我会的。黑洞就像那来势急遽而猛烈的风暴，它所产生的引力形成一个极具破坏力的旋涡，足以吞噬掉周遭的一切。黑暗所带来的恐惧让人心碎。

在经典引力论的框架里，黑洞被描述成只能吞噬物质，而不能吐出物质，这一"地狱入口"的形象使它成为危险的代名词。W深陷负面情绪吞噬其生活的黑暗困境之中，一直试图摆脱，但又无从下手。人类从某种意义上来说是一种试图得到世人赞赏的"光明"生物，而忽略了感受世间"黑暗"，从某种程度上理解，"黑暗"的存在也是人类生存的本能意义所在。对于强者而言，他们可以充分汲取"黑暗"的内部养分，让其成为个人成长的"营养剂"；而对于弱者而言，"黑暗"则是致命的"毒药"。在W口述中被多次提及的"恐惧"，其实是一种有机体企图摆脱、逃避某种情境而又无能为力的情绪体验。许多恐惧的产生其实跟背后的创伤性事件有关。心理咨询对恐惧的处理也有着不同的方法和模式，精神分析派着重以源头的"伤"为切入点，存在主义派根植于个体存在恐惧中的关怀……此处心理师结合后现代积极心理学和认知行为主义的治疗模式，引导 W 快速建立适合且有效的应对机制，从而帮助她克服恐惧。

心理师：黑暗在你的生活中象征什么？

来访者：更像是强势的代名词，意味着权威、地位、身份。

心理师：这些会让你联想到什么呢？

来访者："必须""只能""肯定""这是为你好"，我不知道这些代表着什么，但我能马上想到的就是这些词。"你必须这么做，因为这会对你有好处"；"你没有其他选择，你只能这么做"；"你肯定会为今天的行为而感到后悔"；"我们所做的这一切不都是为你好吗？"这些挥之不去的声音有些来自我身边的亲人、朋友、同事、领导，还有些来自只见过一面，甚至都叫不上姓名的路人。

肯定式言语的表达方式容易让一个人陷入仅限一种可能性的思考方式当中，长此以往，则养成以单边思维模式来处理事物的习惯。"人生而自由，却无往不在枷锁之中"，但这也无法禁锢那颗追求自由的心。追求自由是人类的天性。W 被告知事物只有一种可能性，无疑被剥夺了自由。缺乏安全感的她陷入对未知的惶恐，长时间堆积形成她内心的"毒瘤"，最终一切由牺牲情绪爆发出来。心理咨询此时的介入是为引导 W 寻求解决问题的多种可能方法，这是一个自由的过程，也是一个充满活力的过程，它能开拓 W 看待问题的多边思维，以此缓解由无助、无力生成的负面情绪。针对 W

在对话中呈现出的"此时此地"认知模式，心理师没有急于给予回应，而是引导 W 对当下积极性因素进行探索。

心理师： 我们把目光转移到"黑洞"周围，你还能发现什么？

来访者： 只有黑暗。

心理师： 它隐藏得很深，需要你用更平静的心态才能看到。

来访者： 一束微弱的光芒，它在黑暗的映衬下显得格外明亮。

心理师： 这束光代表着什么？

来访者： 倔强？坚持？我不知道！这么说吧，我生病期间基本上是一个人住在国外，最开始被孤独笼罩，我非常害怕。没有人会站在我的身边去关心我生活过得怎么样，也没有人去理解一个浑浑噩噩的人活着是出于怎样的无奈。在这漫无边际的空荡生活里，为了让自己显得不那么苦痛，我开始不参与一切社交活动，甚至一度觉得那种不去矫言伪行的感觉还真的不错。我尝试远离更多的人去获得自认为的安宁，结果是越远离越恐惧，越恐惧越远离。没有目标、没有希望、也没有"孤独"，一遍又一遍，一天又一天，而这一切都有一个很好的理由——我抑郁了。当有一天我成为像《当尼采哭泣》中的尼采那般孤独，很多事情只愿独自承受时，突然又想要自由了，也想要有一些生活选择了。我开始嫌弃自己将生活过得如此狼狈，站在道德制高点审视那个不堪入目的自己，我终究活成了大家眼里的"异人"。不知道自己想要变好的想法从何而来，又像是与生俱来，从此一心想着赶快好起来，能像正常人一样生活。我像是被注入新鲜血液，这是我少有的清醒时光，我把这种状态称之为生命中的"高光时刻"。我借《查拉图斯特拉如是说》的智慧武装自我，但理论与实践永远隔着一道领悟的鸿沟，我总感受到内心有两股力量在冲突，久而久之我再次麻木，又被孤独与恐惧围绕，变得更加低迷消沉。随之而来的是，那"高光时刻"在屡次受挫打击下出现的频率越来越低，散发的光芒也越来越暗。

W 上面的表述有四层困境表现：

● 被照顾的愿望是人类生存的基本主题，W 渴望获得外界关注与照顾。只身一人生活在海外的她，情感上无法做到与亲密关系人物产生紧密联系，为满足个人安全和被照顾的需求的发展，进入了自给自足模式。这种情感主导是"我自己可以"的利己主义思想压抑其内在强烈的被关注和爱护的需求，进而产生潜在的抑郁情绪。

● 每个个体都希望自己的价值被认可，以此得到满足。个体通过在不同环境中的对比，检验自己的行为是否符合社会所接受的标准，并以此形成自我概念。W 尽心竭力地付诸实践，却发现没有成果时，便开始怀疑努力的意义，认为自己"一无是处"。主导她的情绪是对自己的强烈愤怒以及对环境的极度恐惧。

● 一个人若是伤害了环境和自己，妨碍了他人的需求或发展，便会产生深深的内疚感，长此以往，就养成了顺从内疚的性格。当 W 听到他人的表扬或批评时，会直接激发自我批评和内疚自责的应对机制。卑微隐忍和过分顺从已经成为她在人际交往中的沉重背囊。

● 成功形成一个具有稳定性和凝聚力的身份认知会让一个人产生满足感和幸福感。W 一直徘徊在"麻痹自我"和"高光时刻"的人生阶段，没有进行对"稳定身份"的界定。"我到底是谁""哪一个才是真正的我"等身份不清的问题一直困扰着她。随着年龄的不断增长，环境对价值定义的不断变化，W 陷入万般焦虑和恐惧之中。

心理师在和 W 的交流中不断加深对她的认识和判断，这个过程是心理师认识来访者的过程，也是让来访者变得更加重要的过程。大量收集上来的信息表明，W 患上抑郁症不仅仅跟性格有关，还和认知、情感、所处社会环境相关，这些信息对咨询计划的制定有着重要意义。在接下来的访谈中，心理师为避免消极思想对 W 产生影响，将继续引导她发现更多积极因素。

心理师：如果这束微光想向你传递一个信息，你觉得会是什么呢？

来访者：对不起！我不知道，这个问题对我来说有些困难。

心理师：那我换一种方式问，什么状态下的你能够看到这束光？

来访者：我想可能是不愿被抑郁束缚，内心还保留一点不愿屈服的力量吧！这份力量让我不想低头认输。其实，我骨子里的斗争欲望让我想再跟它面对面、硬碰硬地对抗一场。

心理师：你说得很好，我感受到了你的力量。

来访者：我原本以为这些话我再也不会说出口，默认现在的我已经无法再去与抑郁抗衡，就此一生只能接受黑暗的笼罩，甚至还会好奇生活能糟糕到什么地步。但你刚刚的问话让我的想法有了松动，我有了再次诉说自己心里故事的冲动，或者想在你这里脱下一点伪装！

心理师：这是一个非常好的反馈。在跟你交流的这段时间里，我发现你的思维非常缜密，语言表达逻辑也非常严谨，我们前面交流的问题大多建立在"假设"上，这与你一向严谨的思维有些出入，但也是真实感受的反馈。我们对问题提出设想，是将一个问题分别从视觉角度、认识角度、角色角度进行分析，探索情感、生活的多层面可能性。严谨的表达方式虽然能够让一个人周全细致，有责任感，做到"不确定的事情不说"，"他人的想法不揣摩"，但其背后隐藏的"严于律己，宽以待人"的想法会成为限制自我的铜铁枷锁，再加上你对积极因素的回避态度，让一些问题以困难的方式出现。这些都是抑郁症形成的关键原因。

来访者：你说得太对了，有时候太过于谨言慎行反而束缚了行为思想，小心翼翼却又处处碰壁。我又何尝不想放下这"精致的执着"。我会患上抑郁症，这想太多的毛病难辞其咎。

心理师：（点头。）

来访者：没有什么痛苦和失望是不可以通过回避和漠视来解决的。

心理师：所以你以前选择了会给你带来伤痛的回避？

来访者：可以这么说。

心理师：现在呢？

来访者：再等等吧！

心理师：再等等指的是？

来访者：既然我已经选择脱掉伪装的臭皮囊，就不该有任何隐瞒。这次回国是为和身边的人告别的！见完该见的人之后，我打算找一个可以安放心灵的地方结束生命，服药？跳楼？跳江？谁又知道呢！

心理师：自杀？

来访者：有时候真想一死了之。

心理师：之前自杀过吗？

来访者：有过，一共三次。最近一次是在两个月前，发生在塔斯马尼亚岛（澳大利亚最南部岛洲）上的一家旅馆里。

心理师：什么形式？

来访者：（笑。）割腕，三次都是。有些伤口很深，有些伤口很浅。

心理师：我能看一下伤口吗？

W伸出双手，卷起袖口，两只手腕上有明显的四道伤痕，其中一处伤口还能看到长出不久的粉红嫩肉，W示意新生的伤口就是两个月前留下来的。四道伤口周边布满多道疤痕，旧伤叠新伤，新伤盖旧疤，每只手臂上大约都有十多道大大小小、深深浅浅的刀痕。W说，每当她心烦意乱的时候，便会在手臂上增添一个新的伤口，只有见到血液从体内流出才能让自己静下心来。天知道坐在心理师对面的这名年轻女子都经历了怎样的悲惨人生。

极端的自伤和自虐都是抑郁症的表现。W在现实生活里惨遭打击和伤害，心里痛苦万分。心理研究表明，一个人经常处在痛苦情绪当中，痛苦情绪基线水平也会被提高，更容易激起难以忍受的痛苦情感体验，此时自伤、自残等畸形行为产生的肉体疼痛会反射刺激大脑中的内啡肽分泌，从而转移内心上的苦痛。

此外，关于W的自杀行为也可以解释为她所理解的"救赎"。当一个人无法在现实社会里完成对自我的解救，便想着通过救赎的终极方式——自杀，来宣示其内心最后一个坚定信念："如果我的生活无法自我抉择，那么我的生命总可以自由掌控。"任何一个健康的个体都希望释放出内心的自由欲，不被命运约束。伟大的哲学家弗里德里希·威廉·尼采（Friedrich Wilhelm Nietzsche）在《查拉图斯特拉如是说》死亡说教者篇中描述道："大地上充斥着这样一些人，他们必定受劝告要抛弃生命。大地上充斥着多余的人，生命已经被太多太多的人败坏。但愿人们用'永生'把他们从这种生命中引诱开！"W选择永久定格生命来自我解脱，这种方式的代价是巨大的。正因痛苦是来自思想和心灵，心理的咨询其实就是在寻求一条没有伤害的救赎途径。

心理师：你怎么理解"自杀"这两个字？

来访者：生命终将走向毁灭，不如"永生"地定格在某一时刻。很有意思！

心理师注意到：每当 W 在访谈中陷入焦灼思考和不安情绪时，都会盘玩手腕上佩戴的沉香木佛珠。佛珠是佛教徒用以念诵记数的随身法具，佛珠还有另一个含义：弗诛，佛语为不诛杀生命之意。佛教第一大戒——不杀戒，所谓上天有好生之德，佛珠佩戴在身，就是时时警醒人们惜爱生命。W 在对话中呈现出内心的冲突与折磨，并将自杀意义化，这是危险的信号，也是矛盾个体在模糊状态下发送的求救信号。W 人生中经历的苦痛遮住了她对生命光环的体认，体内"生的欲望"和"死的动机"两股强大力量也在互相干扰。心理师将着重对 W 的自杀想法进行干预，任何有效信心的能量的摄入都将帮助她在两股冲突力量中寻求主导意志上的倾斜，清扫思绪阻碍，确立一个强而有力的动机——活着！

心理师：我关注到你佩戴佛珠，你信奉佛法？

来访者：我喜欢轻柔细腻的佛法言语，也喜欢佛教对世界的诠释，这到不是我迷信，而是觉得它是一种传承已久的文化精髓。我与佛教有着深厚因缘。佛学修行在于"转识成智"，在我最痛苦的时候，它作为人生信仰帮助我走过一段又一段的黑暗。我家里还收集了许多佛牌，父母总认为那是一堆"废品"。

心理师：佛牌寓意信仰、敬畏。人类可以将佛法结为无形力量监督自我言行，并与之相伴共同面对生活诸多挑战。你将信仰化为护身符伴身左右的行为可以理解。你的父母也有信仰，也许是某一信物，又或者是某个信念体系，更有可能是他们自己。人类信仰虽有千差万别，但无不流露对生活美好期许之意，意在又何故形分。

来访者： 也是！每个人都有自己的选择。

心理师： 我们后期也会讨论你和父母的关系，这也是心理咨询中老生常谈的话题，但我相信你会就此有不一样的收获。现在我们有更重要的话题需要交流！

来访者： 好的！您说的重要是指？

心理师： 佛语对自杀作如何阐释？

来访者：（《大般涅槃经》卷七）开示：如果将众生的五阴身毁灭，就算是杀生。杀生乃第一大罪。自杀是恶业，将坠入无间地狱。现世如果没有将一念无明的苦源断掉，来世依旧苦罪缠身。我不想那样！

心理师： 人类冥冥之中一直在探索对"我"的理解。"我"是一个人通过错综复杂的认知打造出的一个特别概念。它是认识和价值观混沌的产物，其主观能动性成为一些人对生命动力之源的理解，从而成为生命的主宰者、生命的判决者。佛教认为"我"是根本不存在的，"法无我"是佛教对万物浑然一体的完整生命体的界定，所以有"一人一世界"之说。当"我"还没有弄明白的时候，结束生命也就没什么意义了。我们重新看看"我"是谁。

来访者： 好吧！我不知道自己能否找回最初的模样，但还是先弄清楚自己是谁。死亡，就让它再等等吧！

心理师： 是的，我们刚刚确立了一个"认识'我'"的目标，这是一个很好的开端。关于"我"的探寻除了佛学解释以外，心理学又是另一片天地，它汇集哲学、社会学、人文学等众多领域，以健全的科学体系完成对自我的重新建构。你愿意将自己呈现出来，摆脱抑郁症也只是时间问题。但这一切都需要你的积极参与，我一人无法完成。我们是在合作面对同一个问题。

来访者： 好的，但我还是会有顾虑，你真的能够帮助我吗？我真的可以好起来吗？

心理师： 你会觉得我在帮助你？

来访者： 是的。

心理师： 被别人帮助会给你带来什么感受？

来访者： 难受。我会觉得自己很弱小，一无是处。

心理师： 我们的交流有让你感到弱小？

来访者： 也不完全是，你让我看到了内心还未熄灭的光芒和本身就已具有的能量。我已经很久没有像今天这样如释重负了，倾吐出来的烦恼也为我分担掉一些不好的情绪。我开始感觉自己并没有想象中那样不堪一击。

心理师： 是的，"镜子"呈现出了内心一直存在的希望，时间久了它们会被人遗忘。如果我不相信每一个人可以变得更好，也就不会坐在这张沙发上与你交谈，那是在浪费大家的时间。我无法保证所有的事情都会有一个很好的结果，但我可以保证的是，在我们每次的访谈中，我会投入全部的关注和精力，如果你也愿意投入全部的精力配合，那么积极的结果终会出现。

来访者： 你的回答解答了我的疑问。

心理师： 嗯！能不能好，归根到底取决于你自己。

来访者： 我一开始说不确定会不会再来你这里，是因为我不知道你能够带给我什么，现在来看，带给我的是那快被自己遗忘干净的希望……

心理师：（点头。）

来访者：我是在帮助我完成我自己。

心理师：是的。你总结出了我想表达的深层含义。

来访者：（笑。）

心理师：今天的交流带给你什么感受？

来访者：微妙的变化！这种微妙的变化让我体会到自己能在咨询中找到一丝突破，对我来说，有一个小小的变化就已经是特别不容易了。我关注到了自己，感受到了能量，目前我只想把眼前的事情做得更好。

心理师：接下来，我们按照咨询设置每周交流一次，整个谈话计划的周期时长视进展情况而定。在此我还有个建议——精神药物对你当下的抑郁状态有一定稳定功效，也有助于你保持注意力集中；只有维持在一定情绪稳定和高度思想集中的状态下，介入心理咨询才会更有成效。

来访者：好的。我会谨遵医嘱，规律服药。

人类终其一生都在围绕养育后代、防御危险、觅食生存的本能发展，而这一切也都离不开"选择"二字，人类不得不在多如繁星的愿望中做出抉择。抉择不仅意味着义务、风险、付出、收获，而且本身就是一个负担，任何未知的定数都会刺激人类最深远的恐惧。"我这么做安全吗？"——当选择的中心恰恰又是围绕着人们最基本的生活时，就更令人焦灼万分。但这还不是关键。人类最迷幻的发展魅力在于不会局限于不安的恐惧，相反，人类更加渴望对未知的探索。W 和所有人一样，内心充满对美好生活的追求、对自我价值的探索。可正是那接连不断的打击，才使她的头脑难以保持清醒，转而对自己有一个不清楚的认识，从而迷失自我。被阻挡前进步伐的她，转向对现实不满，对理想贪心，出现认知上理想丰满、现实骨感的严重分歧，即理想与现实的冲突，结果自然陷入更深的魔障，最终患上抑郁症。健康的生活质量和健全的心理机制离不开用科学有效的方式去整合两者之间的关系。W 走进咨询室的那一刻，便是她全新人生的开始。

虽然规律服用药物一定程度上可以抑制 W 的自杀念头，但心理师还是让她签署了《生命安全承诺书》，承诺合作期间不伤害自己。W 表示，这份协议让她看到了希望，并会努力遵守她的诺言。

第二章
首谈抑郁的原因

    "你是第一次当父母，我也是第一次当儿女。"完美无缺的父母如同镜花水月，世上没有绝对理想的父母，也没有绝对理想的儿女。任何对他人的绝对理想化都将成为束缚他人和自己的无形枷锁。

对于父母来说，儿女走进他们的生活，映照出他们的成功与失败，使他们得以看清曾经的心灵创伤并修复创伤。对于儿女来说，父母是他们一生言行举止的模范，使他们在超越自我中拥有最坚定的依靠。健康的家庭关系营造健康的心理状态。心理咨询往往要去探讨来访者背后的原生家庭，原生关系模式在个体性格养成、行为导向、情感培养中有着举足轻重的地位。一个和谐的家庭环境对儿女而言就像心灵港湾，他们在这里获得充裕的关爱和温暖才能砥砺前行，最终形成健全的人格特质。如果说这座心灵港湾早已摇摇欲坠，抑或是一开始的搭建就根基不稳，带来的不仅仅只有儿女痛苦一世，还有父母苦不堪言的内疚与懊悔。W 今天的伤痛与她的原生家庭有着密不可分的关联……如果可以选择，谁又想一个人在岛上孤独终老呢？

来访者："爱子心无尽，归家喜及辰。"我的家庭从来不会出现这类现象。那两人的婚姻就是一个天大的错，生育我更是错上加错。

心理师：他们给你带来了哪些影响？

来访者：从一开始决定远离家庭出国留学，再到放弃高薪职务甘于堕落，最后打算孤身一人定居海岛，这些都跟他们有关。他们几乎毁掉了我的整个人生。

心理师：这次回国，他们知道吗？

来访者：不知道！他们会操控我的思维，让我深深地陷入自我怀疑的内耗。

集体心理学认为"认同"是个体与他人情感纽带的最早表达方式。人类发展早期，自我意识还未发展成熟，对自己的认识主要是通过身边重要人物的评价和反馈，从而产生对社会行为初步的"对""错"判断能力。个体在自我意识成熟后，便不再停留于他人的评价，转而积极需求一些社会规则来规范自我，最终形成独立意识。父母是儿女身边最重要的人，父母的一言一行，对儿女都有潜移默化的作用，如果父母与儿女关系紧张，他们的严厉批评会导致儿女在情感上的同感化，也就是说，会认同父母眼中那个不足及糟糕的自己，出现内疚和自责的情绪。如果父母两人本身情感不和，儿女还会衍生一种父母不和与自己有关的"额外责任"思想。儿女在经历了一切对自己不满的情绪后，最终还是会转回到对父母的不满上。

心理师："士庶有人善，本诸父母。"父母一词有着太多含义，除了"养育""责任""陪伴""理解"字面上的解释，还有"压力""期待""矛盾""仇恨"深层次上的认识。身边最亲密的人也可能是最遥远的人，这与个体观点差异、成长环境区别、社会背景不同都有着关联。你父母在你眼里是一种怎样的形象？

来访者：我的父母用现在的话来形容都是高级知识分子，他们都是大学生。他们那个年代考取中专都不容易，更何况是大学。父亲是一名高级服装设计师，为许多知名大牌做过独家款式的设计。从小我就在他的影响下提升艺术修养，音乐、舞蹈、绘画都是必修课，在其他小朋友那里，这些可能是纯真爱好，但在我这里却是童年噩梦。母亲是一名优秀的大学教授，学生遍布大江南北。她对学生非常负责，对我的教育也是亲力亲为，如果我不懂，就会被批评。您是不是很难想象，这样一个书香浓厚的家庭怎会教育出一个如此不求上进的我？

心理师：你觉得我会这么认为吗？

来访者：是的！

心理师：或者是你自己想这么说，只是借我之口。

来访者：的确！我很讨厌现在的自己。您知道吗，我也讨厌他们，不管他们在外人面前是多么优秀，但在我眼里也只不过是两个失败者，而且是彻头彻尾的失败主义者。

心理师：在你眼里，他们虽然在事业上有所成就，但作为父母却没有得到你的认同，是吗？

来访者：您说的一点也没错！

W无奈地摇了摇头并开始抽泣。许多无法表达的言语都可以通过泪水呈现出来……

心理治疗是情感表达和情感分析交替的过程，来访者任何情感的表达都值得鼓励。此时W的哭泣意味着当下的她进入了更深层次的情感领域，如果放在某一社会环境里，哭泣往往会以各种安慰的方式被制止，但这是咨询室，有比安慰更超越的方式，不是及时制止来访者的情绪表达，而是鼓励其进入更深层次的思想，并将之视为反思，以挖掘情绪背后隐藏的信息和价值。

心理师：如果你的眼泪有声音，它们正在说什么？

来访者：从我记事开始，父母就将他们的矛盾毫无遮盖地暴露于我的眼下，家里总是争吵不断，最严重的时候还会有肢体冲突。对他们之间的不和谐记忆已经成为我人生里挥之不去的噩梦，我感觉自己像是一个犯错的孩子，被迫生活在一个不被爱的环境里。我依旧深刻记得，有一次为了躲避他们的争吵，我抱着布娃娃在床下整整待了一夜。那个时候我年龄很小，在恐惧面前没有人可以依靠，只能信任那些"娃娃朋友"，起码危险来临时"他们"不会离我而去。长大后我发现他们两人的性格真的很难融合，相处甚难，我甚至希望他们快点离婚，或者在肢体冲突时，一方杀死另一方。我知道这些话从一个女儿口中说出有些大逆不道，但椎心的苦痛只有靠冷酷的言语才能完全掩住。

心理师：所以你选择了远离来摆脱他们对你思想上的控制？

来访者：起码能获得一时的安宁。

心理师：远离除了带给你希望的安宁，还有什么吗？

来访者：剩下来的就是无止境的孤独！身处异国他乡的我还保留着一丝对亲人的思念。

心理师：物竞天择，人类为了不被自然淘汰，就有了情感需求，因此人类很难丢掉情感。冷酷是通过直接回避的方式快速达到情感阻断的设立预期，但也同时阻碍了个人发展中的情感补给。你可以理解为，当你必要的情感需求没有被满足时，就会感觉到生命安全受到了威胁，进而转化为对自我的束缚。发展停滞了，情绪也就抑郁了。目前，你需要一种全新的方式，既能满足你对平静情绪的需要，也能让你不压抑情感的价值。

来访者：这是我一直期待着想达到的状态，怎么做到呢？

心理师：先从你听到"控制"一词立刻产生的情绪开始。

来访者：愤怒！

心理学将愤怒解释为一种紧张而不愉快的情绪。一个人的愿望或者利益未被满足，并一再受到外界的阻碍或侵犯时，内心会产生紧张或者痛苦的情绪。如果这些情绪未能及时得以释放，会逐渐演变成一种带有反抗及敌意的情感体验，也就是愤怒。愤怒会掩盖一个人在思维上的认知，麻痹一个人在情感上的体验。W 愤怒情绪的由来是她受到外界环境的击打，在本能的自我保护下选择情感对抗，这其中还夹杂着委屈和期待的复合情感。W 的愤怒不仅指向外界，也指向内我，其本质都是因为个人需求未被满足而回避成长。

美国著名社会心理学家亚伯拉罕·马斯洛（Abraham H. Maslow）将人类需求分为五个层次，最底层需求为生理需求，包括基本的衣、食、性等维持基本生存的所需。以此往上分别是安全需求（人身安全、健康安全等）、社交情感需求（友情、爱情等）、尊重需求（自信、成就等）、自我价值实现需求（创造力、自觉性等）。最底层为低级需求，最高层为高级需求。马斯洛需求理论主要体现个体在不同发展层次中都有着不同需求，只有满足了基本需求，才有精力去追求其他东西。以上需求层次中的任何一个需求点，都是负面情绪的激发点，其中就包括愤怒。

人们有时不敢表达情绪是不清楚情绪是否成熟。比如，成熟的愤怒既能够成功有效地释放情绪，也能引发对自我行为的反省以及背后意义的察觉；而不成熟的愤怒往往只会通过破坏性的方式发泄出来，造成更大的伤害。成长是痛苦的，人类潜意识会通过各种方式拒绝成长，无效的愤怒就是其中一种。W 此时的愤怒引起心理师的高度关注，除了引导其表达情绪之外，心理师还将引导她围绕情绪背后的某个认知和欲望进行探索。此类方法不仅能缓解 W 内心的愤怒，还能起到梳理认知模式和具象化需求层次的治疗作用。

心理师：父母对儿女的控制可分为两种形式。一种是行为规范性教育的形式，父母的角色赋予了他们责任和义务，儿女在前期成长中需要父母充当引领者，引导他们习得后天行为，但这种形式会随着儿女年龄的增长和独立个体的形成而逐渐退出，也指"放权"。此阶段也会存在潜意识不能接受儿女长大的父母，他们频繁插手儿女的生活，进入第二种形式——依恋模式。不仅儿女对父母有依恋，父母对儿女也有依恋，他们通过控制儿女言行来规避对自我失控的恐惧，对儿女一生的"关照"都离不开那股从内心潜意识传出的声音：我害怕的事情，儿女也应该害怕。

来访者：在我父母的潜意识里，我永远是一个没有长大的女孩。他们应该发现我已经成年了，也应该改变和我的交流方式了，而不是用一成不变的方法——批评式教育。批评别人，谁还不会呢！

心理师：你说得很好！你不认同批评教育，说明你言不轻发，体现出你自身优良的品格修养，这需要很强的自控力才能做到。能做到己所不欲勿施于人的人已经非常了不起了。此外，你发现没有？你在情感细腻上远超过你的父母，缺少情感的同感化会影响一个人与他人的良好互动，这也可能是你和父母交流不畅的原因之一。总的来说，如果以上优点都能被你有效利用起来，那将非常有助于你脱离抑郁的困扰。

来访者：我以前一直以为父母对我的限制源于他们本身所具备

的光环，他们越是强如磐石，我就越是弱不禁风。如您所说，控制有一部分来源于不安，如果他们也有为未知事件而感到困扰无力的状态，那么就同我一样也是被控之人，他们控制了他们自己。

心理师：可以这么理解。

来访者：平复情绪再去看待他们两人……母亲上班和下班的状态区别之大，真是判若两人，在校为人师表，在家凶如泼妇。我开始记事的时候，也是高校教育资源选调最为紧张的时代，母亲经常将工作的压力发泄到家庭中，父亲一次次的迁就与忍让让她的脾气越来越大，到最后受伤的还是她自己。父亲再也无法忍受了，向母亲发起了反抗，只是反抗的方式太过于沉痛，让这个本来就不太和谐的家庭又蒙上了一层阴云。我10岁那年，父亲出轨了……

心理师：这很糟糕……

来访者：我父亲在我眼里一直是个传奇。他自小生活在电不通、路不修的荒山野岭。爷爷、奶奶、我父亲、叔叔、姑姑，一家五口，生活极为拮据。爷爷、奶奶靠卖粮勉强支撑三个孩子上学，父亲是三个孩子里学习最刻苦的一个，也是最聪明的一个。勉强读完小学，爷爷就不让父亲继续读书了，给他一把锄头下田干农活，那年他才11岁。即使如此，他也始终没有放弃学业，一边打零工一边攒学费一边学习，就这样上了大学，出国读了博士，可以说非常励志。但是，当我得知他出轨的那一刻，我眼中父亲的美好形象也随之轰然坍塌。

心理师：对一个10岁的孩子来说，她很难去消化和应对父母之间的问题……

来访者：对的！那个时候我发现自己的行为也开始变得怪异，我会不停地扯头发，而且一扯就很难停下，严重的时候头皮都露出来了，不得不戴假发，扯完头发拔眉毛，拔完眉毛拔睫毛，只要是有毛的地方我都想扯掉。现在想想，那个时候我的心理就已经出现问题了！

W 上面描述的"怪异"现象其实是一种应激反应，潜意识里是"保护自我"和"对抗"。对于一个女孩来说，她对男性的认知、概念是从父亲那里学习到的，父爱也是她安全感、信任感重要的来源。父亲的"背叛"会让她感到恐惧，在潜意识里认为父亲会离开这个家庭去"爱"别人，当 W 感到自己的爱被分割了，甚至消失不见了，出于对自我的保护，便选择用"对抗自我"的方式向父亲呈现自己的需要，这么做也就出现了"问题"。其本质是 W 想以此来挽留父亲，与外界争夺父亲的关注和爱。

心理师：这种现象现在还存在吗？

来访者：长大后就没了。

心理师：好的。你认为自己的问题与你父亲有关？

来访者：不是吗？

心理师：（点头。）

来访者：准确地说是跟那两个人的糟糕婚姻有关。

心理师：这是他们自己的问题，是吗？

来访者：不错！但却毁灭了三个人的人生。

很多父母认为夫妻之间只要没有离婚，家庭就是完整的，那么当着儿女的面暴露出一点小小的争吵也不会出什么大的问题。然而，这种思想是非常可怕的。一个不和谐的家庭环境比一个父母离异的家庭带给孩子的伤害更大，这也是为什么有些儿女看到父母吵架会萌生希望他们离婚的想法，其目的是为了摆脱痛苦，远离争吵。这样的想法虽然有些匪夷所思，但又是合乎常理。

从 W 经历的痛苦中可以看出，一个心智还不成熟的孩子，被迫卷入父母的情感矛盾中，宛如做了一场噩梦。父母的争吵迫使她成为协调两者关系的媒介，父母中的任何一方可能下意识地将对另一方的情感发泄到她的身上。W 被迫承担来自父母双方的矛盾和压力，她感到非常艰难，也感到非常痛苦。之后，这种无奈的情绪慢慢演变成一种孤僻、自责的性格，给她后期的成长留下了巨大隐患。

心理师： 我听了你描述的这些家庭故事之后，内心感到极大的震撼，你经历了如此之多的生活坎坷，让我感受到你的不易。你选择将这些沉重的话题说出来，更让我发现到你那股面对家人的非凡勇气，还有那份对待生活的决心。最终，你还是选择了面对这所有的一切，而没有再次去回避。

来访者： 对。

心理师： 不过我也有个疑问。

来访者： 您请说。

心理师： 和谐的家庭关系固然重要，但难道仅仅是因为父母关系的不和就让你陷入今天这样的困境？

来访者： 我理解您说的意思，就像您前面一直在引导我看到自己的问题并进行独立的思考。事实上，我也有自己的问题，我责怪自己为什么在他们面前展现不出强大，为什么我不够努力让自己变得更好。如果我是一个坚强的人，那么像今天这样的糟糕结果也就不可能发生。如果我学会拒绝父母的要求，那么我应该早就有自己的人生。再强大一点多好，也许就不会生病。

心理师： 以前的伤痛大多发生在你小时候，现在我们聚焦到此时的你，看看还能做些什么，比如怎么才能做到你所认为的强大。

来访者：再成熟一些，不被愤怒情绪牵绊。

心理师：如果按需求层次理论来说，你对父母的需求是什么？

来访者：情感价值需求。我希望他们能够关心我，爱护我。

心理师：他们没有那么去做是吗？

来访者：是的！

心理师：你理解的关心又是什么呢？

来访者：尽他们一切的爱来关注我的成长。一家人能有真正的机会去分享彼此的生活和兴趣，而不是反复地给我灌输精神上的"五谷杂粮"，树立他们以为的健康三观——人要有远大的志向！年轻人更应该要有远大的理想！为什么我一定要有志向，也一定要有理想？平凡一点不可以吗？或者他们知道我的理想是什么吗？我喜欢的东西又是什么吗？如果这些都不知道就搬出他们那些引以为傲的陈年往事对我进行教育，对不起，我接受不了。

心理师：你父母希望你能够借鉴他们成功的经验？

来访者：对的！这正是他们最自私的地方。只想着传授经验，而不考虑我的情感。

心理师：你和父母的交流不像是朋友的关系，更像是上下级的关系。

来访者：您说的一点也没错。父母留给我的印象更像是领导，命令式的言辞经常出现在他们跟我的对话中。我害怕他们的声音，恐惧他们的神情，甚至多次引发胸闷、呕吐的反应。我反感这一切，所以年纪很小的时候就选择出国。原本想换一个环境会好一些，可那令人抓狂的"命令"还是会在脑海里响起。我有抵抗过父母，但那句极具杀伤力的话"我们这么做，都是为你好"几乎摧毁了我所有的心理防线，我无法回绝他们，因为我的内心也有一股声音——也许他们是对的。正因如此，我才服从了他们对我生活的指示，选择听从他们的"命令"。我很恨自己，明明不喜欢还是选择去顺从。有时候我会安慰自己快点好起来，调整好情绪，那样他们就伤害不了我。但我不知道自己的这种状态，什么时候才是个头。我最近在重读海明威的《老人与海》，全程满眼泪花。我感觉父母的意识里一直希望我成为那个不畏惧失败，能创造奇迹的老人，可事实上，我更像是那条马林鱼，在苦苦挣脱尖钩迷网，却摆脱不了死神的降临。父母才是那位老人，将我拖向死亡海岸，他们的声音就像那一条条带着满嘴利齿的鲨鱼，一口一口将我啃得血肉模糊，最后只剩骨刺之躯。

父母与儿女的关系模式，除了朋友关系、"同学"关系以外，还有就是上面说到的上下级关系。上下级关系的模式容易出现在一个缺乏平等、过于严厉、忽略情感、控制约束的家庭里。虽然此类模式一定程度上能够达到父母预期的目标，但也间接破坏了万千家庭的和谐。年幼的儿女依托父母的臂膀成长，儿女长大也意味着父母衰老，等级的天平将会由父母一方倾向儿女一方，追寻发言和决定的权利是儿女不可或缺的成长轨迹。如果父母在早已习惯的环境里未能及时察觉儿女的变化，依旧以常态的领导、强硬的模式继续施压，那么两代人之间矛盾和冲突也就随之而生，"叛逆"的孩子也就出现在他们面前。其实，儿女对父母的"挑战"是在宣示自我的独立，挣脱家人"控制"，这既是人格特质的养成，也是整合自我的过程。每个人都是独立的个体，儿女也是自我的载体，随着自我完善，儿女终将成为有思想、有自我追求的个体。父母无法将自我的想法赋予在一个独立生命之上，也无法剥夺儿女自由生活的权利。引领孩子探索性地看待事物和有责任感地对待事物，远比独断强势的教育更有建设性意义。为达到这一效果，儿女需要向父母学会体谅，父母也需要向儿女学会尊重，相互学习才能共同成长。

心理师：早年父母的严厉教育压抑了你的表达欲，导致很多的想法不能向外呈现，他们对你的认识也只能停留在猜测和想象的层面。你的某些想法需要被父母关注到，也需要被自己关注到。我们之间的交流之所以顺畅，源自于你能够及时地捕捉到当下的每一个思绪和每一种情感，并加以反馈。也正是这一点，说明你是不受约束的独立个体。

来访者：谢谢您的反馈。

心理师：今天的你跟过去的你会一样吗？

来访者：完全不一样！我看到的世界比以前更大，认识的事物也比以前更广。

心理师：小时候看到的世界和现在看到的世界也是不一样的。

来访者：是的，它在不停地变化。

心理师：你的认识和这个世界一样，也是在不断地变化的。

来访者：这代表我在成长。

心理师：父母的认知也会随着年龄的增长而发生变化。

来访者：是的！我应该尝试将自己的一些想法告诉他们，不管他们能不能够理解，说出来是为了我好。早年父母对我来说就像两座大山，无法翻越，我不知道再次翻越的结果会是什么，但我会对自己说："好吧，你很勇敢，终于踏出了这一步！"

心理师：是的！非常勇敢。这次翻越和以往不同，我们需要运用一些方法。

来访者：好的！

心理师：父母的类型有很多种，比如尊重型、伙伴型、专制型等，但有一种类型的父母往往费力不讨好，他们羞于表达情感，认为那是最脆弱的表现，他们通过坚强字句和冷酷表情将自己的内心包裹得严严实实，谨防自己受到伤害。情感联动着"爱"，他们呈现出的爱也非常奇怪，希望儿女继承他们那份"坚强的自爱"，然而这种爱的方式很容易让儿女分不清哪些是父母的爱，哪些是父母的要求。在父母疾言厉色的批评下，儿女对要求的理解越发强烈，对爱的感受也就越发微弱，便有了疑问："父母到底爱不爱我？"这份疑惑将会伴随他们整个人生的成长轨迹，甚至还会导致不良性格的形成。父母的爱是高尚的爱、伟大的爱，但不被儿女所接受的爱最终也只能落下个父母的自我感动、儿女的百般厌烦。

来访者：这不就是我的父母吗？这是什么类型的父母？

心理师：情感沉默型。

来访者：或许这类父母本身内心里就存在某种矛盾。

心理师：如果他们是矛盾的，那么呈现出扭曲的爱也就不足为奇。

W陷入了沉默……

在心理咨询中，效果的呈现不仅仅体现在对话的语言上，某些无语言的状态也会有治疗效果，比如沉默。沉默在心理学中有思考和回避的解释，W此时的沉默更倾向于一种进入深度思考的状态，它所带来的想象力和创造力，对W具有一定的积极意义。

来访者：我父母用连体的方式让我体会到他们的爱？

心理师："也就是"我不说，你也应该懂"，"我是什么心情，你应该能够感觉到"。

来访者：这种感觉好熟悉啊，但又说不上来……哦！我在两性情感中就像父母的翻版，不去表达，总以为对方都懂。现在想想自己的情感路一直坎坷不顺，跟我的表达方式也有关系。

心理师：（点头。）

来访者：不过更和那件"糟糕的事情"有关。我还没有想好要不要说出来。

心理师：好的，等你想表达的时候我们再交流，我会在你身边与你共同面对。

近一个小时的谈话让心理师感到眼前这位女子历经坎坷之后独自面对生活的悲伤，以及遍体鳞伤之后独自舔舐伤口的凄凉。如果生活的宗旨是为了开心，W已经为此付出了太多的代价，但终究没能获得快乐。然而，这一切还不是终止，还有更"糟糕的事情"。此时心理师考虑到目前依旧是咨访信任关系的建立阶段，就没有继续往下追问。另外，W也会考虑"糟糕的事情"是否会遭到心理师的批评和贬低，会继续观察是否能将心理师作为可信任的倾诉对象。检视咨访关系是否可信、安全也始终是心理师的权责立场。除以上信任关系的评估以外，防御机制和创伤关联的评估也需要心理师做到洞察秋毫。作为心理工作者，开展咨询不仅要有探无止境的高歌猛进之势，也要有适可而止的轻缓柔和之术。此时心理师尊重W的表达意愿，是给予她最有力的支持与陪伴。

来访者：两性情感的话题我想以后再和您交流，那需要更多时间才能够描述清楚。

心理师：好的！

来访者：关于父母我还是有个疑问，我屏蔽了他们对我的爱，选择看不见，是不是也表明我的内心其实是不想接受？

心理师：你认为这个疑问的背后含义是什么？

来访者：我想去理解他们，但为什么不是他们来理解我？

　　W刨根问底的态度给心理师留下了深刻印象。一个人过度沉迷于自己的想法和感觉，以至于意识不到有些只不过是暂时的心理状态，盲目任由这些想法和感觉发出指令，带领自我前行。尽管这些指令有些可以通向自我发展，但也有些成为抑郁的根源。深度疑问的背后实际上是缺乏对问题有明确认知系统支持的表现，如果未做到归因根本，也就会被问题缠身。W如今面对父母的矛盾，正是认知上发出的一项指令，隐藏在潜意识里的思想未被深入挖出，也就有了这么一问。心理咨询是一个对有心理适应问题的来访者提供心理援助的过程，其核心是探索思绪的深度，寻求问题的解决之道。基于W在先前的交流中产生的思考，此时是解开她内心深度谜团的最佳时机……

　　心理师：你的疑惑是意识与潜意识胶着下的结果。自我认知能力有助于你驾驭生活，让你至少能够进行一定量的自我管理。认知不仅限于意识上的理解，还需要追溯潜意识上的觉悟。

　　来访者：快帮我发现我的潜意识是什么！我知道弗洛伊德是研究潜意识的。

　　心理师：哦？你听说过弗洛伊德？

　　来访者：（笑。）上星期跟您交流完之后，我买了一本他的《梦的解析》。

　　心理师：阅读心理学书籍也会对你提升心理韧性有积极的帮助。而且你也善于学习，这点很值得鼓励！弗洛伊德曾说过，潜意识始终在积极地活动着，当防御潜意识的"前意识"放松警惕时，潜意识的本能和欲望就会通过伪装伺机进入意识中，梦就是潜意识流露的一种方式。这本书会让你有很多收获。后期我们也会涉及对梦的解析，不过当下我们得弄清楚你对父母的矛盾心态是出于什么原因。

来访者：我一定极力配合您！

心理师：关于你对父母的认识，还有什么补充想法吗？

来访者：自卑。

心理师：指的是谁？

来访者：父母。即使我父亲很优秀，但小时候的贫寒家境还是让他养成了自卑的性子。这种自卑在他和我母亲的婚姻里变得更加明显。我外公、外婆都是大学教授，书香门第，光从这点来看，双方家庭条件悬殊，这也让父亲一直想着做出成绩来证明自己。他把所有的精力都给了工作，等回过神才发现女儿已经长大了。有时候我也能感觉到他会因工作繁忙没能参与我的成长而感到懊悔。我的母亲，一个娇生惯养的千金小姐。她在我的教育上显得骄傲自负以致目中无人。说到底她也想在她的父母面前赢得认同，越是自大、越是想要证明的人，多是内心受过伤。

心理师：当你看到因为自卑而向你提出期待和要求的父母时，你会选择什么样的方式去面对他们？

来访者：我想到冷静处理，避免激化矛盾。每个人看待问题的角度不同，所得出的想法也不尽相同。我可以理解父母的看法，但也必须表达自己的想法，如果他们的要求合理我便接受，如果不合理我就拒绝，我说的是果断拒绝！而这一切都离不开一个平稳的情绪，我需要控制自己的愤怒，理解他们的言行就是一个很好的控制情绪的方法，我想这应该就是理解的意义吧。理解别人不是委屈自己，而是善待自己。现在想想，父母更像是孩子，我更像是个家长！

心理师：当你将自己放在了家长的位置上，就能理解父母的言行，以此控制自己的情绪，是吗？

来访者：是的！

心理师：当你能够控制情绪时，你就成了……

来访者：强者……

心理师应用深入浅出的引导方式将 W 潜意识里"活成家长的样子"呈现在她面前。在得知自己与父母的关系由原先上下级模式转为现在自我主导的模式后，W 获得了极大的自我认同感。多年以来，W 在跟父母的相处中一直处于弱势一方，这让她很难在自我的角色中获得应有的认可，结果是人生轨迹走到盲区，生活迷茫又不知所措。如今，W 与父母的关系有了重新定位，她也开始了与家人沟通的新模式，这对她的心理健康建设来说，无疑又是一次全新的突破。

访谈接近尾声，W 提出想跟父亲通个电话，告知家人自己已经回国并重新接受心理治疗。在拨打电话前，W 自嘲："我得先把他从黑名单里移出来。"随着拉黑的号码被重新添回，W 流逝的时光也被慢慢找回。心理师不禁感叹：爱得越深，才会藏得越深。通话中，父亲对 W 的突然回国既感到惊喜又表示理解，那低沉沙哑的声音句句都流露出为人父母的反省。心理师也简单地将 W 目前的心理状态和她的父亲做了沟通，并建议良好和谐的家庭环境有利于 W 抑郁状态的好转。父亲表示夫妻二人定会极力配合女儿的心理治疗。

第三章
"精致的执着"——完美主义

　　如果内心丰富，我们会发现自己更容易因为生活上的一些小事而感到满足，因为我们对自己和世界的好奇心会驱使我们去探索自己想要的生活。完美主义者的内心固然丰富，他们也保持着对自己和世界的好奇，但当这份好奇变为无止尽的"贪婪"，也就很难做到真正意义上的知足常乐。绝大多数完美主义者不是在真正追求完美，而是迷信自己能够达到完美。

"完美"两字体现对美好事物的憧憬，完美的初衷是为了追求卓越。著名心理学家阿尔弗雷德·阿德勒（Alfred Adler）认为，人类的一切行为都靠"向上意志"支配，人生来就想要在追求更多的优越感中完善对自我的发展。完美主义者也因此而来。完美主义者是对不完美的事物不能置之不理，并且会义无反顾执行完美的一类人的统称，他们因对卓越的追求甚至会产生不切实际的理想。随着人们对完美主义的深入认识，对其词性的理解也由原先的褒义转为现在的贬义，但这种看法显然有些绝对，实际情况还得因人而异。虽然有一部分完美主义者将自己围困在一个毫无瑕疵的乌托邦"美梦"中，苦不堪言，但是也存在部分以完美主义者自居的人真正能够享受到"精致执着"带给他们生活和工作的充实，并努力实现自我的价值。此案中的 W 就属于被围困的一类，"完美主义者"头衔已经被她带了二十多年，如今的她，不但没有享受到"完美"带来的发展，反而在痛苦中无法自拔……

　　W 在经过前两次的深入交谈后，消失已久的笑容又重新回到了她的脸上，W 所呈现出的一切积极反应都在表明其心理状态正在逐渐好转。心理咨询的计划还在有序开展……今天，心理师和 W 将围绕"完美主义"的话题展开一次具有治愈意义的探讨。

来访者： 最近半个月我还是有了很大的进步，没有再像以往那样频繁地感到痛苦，但是这周四，我还是犯病了，那一刻真的觉得活着没有什么意思了。

心理师： 那个时候有自杀的想法吗？

来访者： 有，没有以前那么强烈了。

心理师： 嗯，这次和以往有什么不同吗？

来访者： 还是有很大的区别。我想起了我们之间签署的生命协议，也记得您说过，一旦有强烈的自杀想法就要及时跟您联系，这些都给了我很大的支持。我想我们已经努力走到现在，如果放弃，也得跟您说一声，让您帮助我探讨心灵，想到这些，我内心的惶恐渐渐散去，自杀的念头也渐渐消失。我一直盼望今天的到来，可以和您有继续的交流。

在心理师和 W 建立的互相信任的咨访关系中，《生命安全承诺书》也起到了一定积极作用。它使得 W 在面对自杀想法时有了自我干预上的支持。W 相信心理师可以帮助自己走出困扰，这是个体内在生命动力的体现，和过去无欲无求的心理状态相比，支持性系统和动力源的出现能够将 W 从原先对死亡寄托的思想中抽离出来，激发心灵感应，摆脱"熟悉死亡"的模式，重新审视生命的意义。增强自我力量，摆脱现实迷茫，一直是人类面对死亡的方式。

此外，心理师也需要警觉分析，规避可能存在的风险：访客对心理师的信任，也会造就一个理想化的角色期待。心理师助人者的心态是否衍生为万能的思想？授人以鱼不如授人以渔，心理建设的最终结果是让来访者脱离心理师的支持去独立面对生活的困难，而不是从一个依赖过渡到另一个依赖。

来访者：周四的下午，我打算在家里烘焙一些糕点，一来是想让父母见识下我的西点手艺，二来是想组织一场家庭日活动。最后因为我情绪的崩溃，这一切成为泡影。

心理师：这种感受很不好。

来访者：是的！父母在一旁不停地安慰我：冷静！慢慢来！那种感受更让我觉得糟糕。

心理师：烘焙过程中发生了什么事情吗？

来访者：我不知道，心情莫名地就变得很糟糕。

心理师：那让你想到了什么？

来访者：我很害怕自己会再次回到那个记忆模糊、反应迟钝的"恐怖时刻"。

W口中所说的"恐怖时刻"是指她在 22 岁时接受电击治疗的那段悲痛经历。电击治疗又被称为电休克治疗，是一种通过用短暂微弱的电流刺激患者大脑神经，导致其意识丧失，达到控制患者精神状态的物理治疗技术。此治疗技术一般适用于有自伤和自杀行为的严重抑郁症患者，以及处在发病期的精神分裂症患者。电击的过程是一个十分痛苦的过程，在《梦之安魂曲》这部电影里，我们也可以看到患者被电击时痛苦万分的揪心场景。患者经过电休克治疗后会出现记忆模糊或短暂消失的现象，一般一个月后记忆会片段性恢复。尽管电休克治疗对严重抑郁症的疗效是得到公认的，但出于对后遗症等多方面因素的考虑，除非患者情况紧急，否则临床上对它的使用一定是最后的手段。

一次电休克就已经令人毛骨悚然，而 W 却经历过十次电休克！对她而言，记忆模糊的那段日子也是一生最难熬的日子……

心理师：现在请将你的注意力集中到我的语言上。我们将"烘焙糕点与父母分享"作为一个目的性事件，那么，事件的结果让你产生了什么情绪？请你告诉我！

来访者：无奈。

心理师：那么请你继续回答我，无奈的情绪是直接通过"烘焙糕点"产生的吗？

来访者：我想是的！

心理师：如果在中间加一个环节，你觉得会是什么？

来访者：我的想法？我在这件事情中所产生的想法让我有了无奈的情绪？

心理师：你回答得非常好。事件对应了想法，想法产生了情绪。我们情绪的由来不是事件的本事，而是我们对事件的认识。改善负面情绪的前提是抓住隐藏事件其后的本质！

随着个体的发展，人类情绪的外显形式也由最初的单一化和模糊化逐渐向多元化和精准化演变，也就是说，个体情绪更容易随刺激情境的变化而发生转移，哪怕一个再小的负面情绪，如果不加以及时干预也可能演变成灾难情境。心理师此时针对 W 的情绪问题采用了合理情绪管理疗法，这属于认知流派体系。早在 20 世纪 50 年代，美国著名认知流派心理大师阿尔伯特·艾利斯（Albert Ellis）就创立了理性情绪治疗理论，其主旨在于通过纯理性分析和逻辑思辨的途径，从情绪的产生原由追根溯源到认知的明面，然后达到管理情绪的目的。心理师用此项技术，一则是想将 W 无法掌控的情绪状态转到可控层面，二则也是想向 W 传递一个信号：任一情绪的出现都跟某一认知观念相伴相随。探索情绪背后的认知体系，判断认知的理性与非理性，调整认知的偏差与错误，都可以让 W 远离此前的糟糕情绪。

来访者：我明白您说的意思。现在回想整个烹饪过程，从前期原料的准备，到调料比例的分配，再到发酵程度的把握，每一个环节我都想做到精益求精，尽善尽美。如果没有到达我的预期，突如其来的失落感也会让我猝不及防。

心理师：（点头。）

来访者：其实，不仅是在做糕点这一件事上，在学习、工作上，我也同样会有预设的期待，其中有一些甚至很难达到。有一个名词可以形容这种状态——"完美主义"。

心理师：我对这个名词也不陌生，也在很多来访者口中听到过它。

来访者：我认为接下来我们很有必要就这个话题开展一次深入讨论。

心理师：是的！正如你所说的那样，你对每一件事情都有一个预设的期待，而且这些期待不管如何努力都很难达到。它们的出现也一定伴随着两种矛盾的声音——"我要把事情做到极致的好"，"我担心达不到预期的效果"。前者充满对事物美好发展的向往，后者流露出对事情失败走向的担忧。当你从一开始就对事物发展建立了高于能力的预判时，结果很可能朝着糟糕的方向发展，其中包括对自身能力的否定，对未来发展的不安。你因为一次糕点没能做好就产生无奈的情绪，正说明这点。

来访者："完美主义"并没有推动我去高效地完成一件事情，相反，让我更聚焦于自身的不足。我无法接受作为失败者的自己，情绪也就容易波动。我该怎么办呢？

心理师：我理解你以上的所有感受。因为太"精致"了，所以受伤的往往是自己。如果想要克服它，那么得先认识它。"完美主义"有两种类型。第一种是自我型，为了实现自我提升和成长，主动为自己设定多个挑战性的目标；第二种是外因型，在对外界的察觉中发现别人对我们的期待和评价过高，被迫选择"完美"让他人满意。你认为你是属于哪一种？

来访者：两种应该都有。我感觉第一种是受第二种的影响才出现的。

心理师：你在思考，这点很好！思考意味着你正在对想法进行主动积极的加工。不过，当我们拨开眼前的迷雾继续深入内心时，需要一个放松的心态，那样才能捕捉到更多有用信息。你现在的心态放松吗？

心理师观察到此时的 W 有些紧张。"欲要探究竟，处处细留心。"心理师是充满智慧的"心灵捕手"，在咨询室里，来访者的每一个细微的表情都"逃"不过他们的"火眼金睛"；同时，心理师也绝不留下任何的蛛丝马迹。情绪是内部的主观体验，通过面部和肢体语言来呈现，它们携带的信息在治疗中能起到推进治疗计划的作用，比如："情绪背后的动机机制是什么？认知模式又是什么？"

心理师此时评估 W 的情绪状态，也是为了评估她当下是否已经具备了良好的心态来面对接下来的自我探索……

来访者：不放松，全身肌肉有些紧绷。

心理师示意 W 躺在沙发上，并对她进行想象式放松引导，以此来缓解由焦虑导致的躯体紧张现象。

心理师： 你最喜欢的景色是什么？

来访者： 海岸线上的海天一色。

心理师： 闭上眼睛，想象自己面前是一望无际的大海，大海是生命的母体，海水是生命的养分。你此刻正坐在柔软的沙滩上，看着平静的海面，海水是深蓝的，天空是蔚蓝的，放眼望去，它们在远方连成一线。那清爽潮湿的海风，正吹拂着你的长发、面颊……遍及身体的每一处。你能感受到如此优美的画面吗？

来访者： 能！非常形象。

心理师： 细心体验，你还能在画面中感受到什么？

来访者： 我光着脚丫踩着细柔的海沙，感受到它那没有退却的余温。迎面的海风轻轻抚摸着我的脸庞……天空中，几只海鸟在那盘旋飞翔，海面上，几阵波浪在那欢唱舞蹈。天啦！我太喜欢这种感觉了！

心理师： 请将这种感觉保存在你的记忆深处。情绪是打开想象的阀门，带领我们去感受记忆深处的欢快。接下来，你需要将放松的感受带入我们的交流中，当我们继续对话时，你依然能够感受到它在你身边环绕。好吗？

来访者： 好的！我会尽力去感受它带给我的美妙。不过，我还是会担心这种感觉不能长久。

心理师： 在你的生活里，还有哪些景色令你印象深刻？

来访者： 站在阿尔卑斯山上看到的清晨朝阳、行走在竹海里闻到的自然清香……

心理师： 任何美好的环境都可以作为想象的素材。

来访者：这些都是我曾经去过的地方。一个人如果被负面情绪包裹，就很难看到曾经的生活美好。这些年，我失去了太多珍贵回忆，现在正在将它们一点点地找回！

心理师：（点头。）

心理师运用想象放松法唤醒 W 内心深处的宁静，以此缓解她当下的焦虑。负面情绪之所以无法得以有效管理，是因为个体很难将注意力集中在情绪的唤醒和转换机制上。掌握情绪管理术，首先需要确保来访者注意力的高度专注，然后再启发其自身面对困难的潜在能量。W 过去美好的记忆就是待唤醒的能量，而想象放松法则是一个快速且有效的集中专注力的方式。

倘若说欣赏自然之美需要一个善于深度思考的大脑和一双乐于发现真谛的眼睛，那么欣赏人世真情，则需要具备一颗细腻的心灵。抑郁症患者从来不缺少对情感细致入微的观察，他们拥有高于常人的情绪识别能力，也更容易产生触动心弦的人生感悟，而正是因为某些感悟没能结合实践，才有了诸多的困惑。心理咨询是一个触动的过程，也是让来访者学习对问题遵循"理解—消化—领悟—实践"原则的认知过程。访谈的时间是有限的，留给 W 思考的时间是无限的。人生中一个小小的感悟瞬间，在漫长无际的时间中，就像一个滚动的雪球，越滚越大……所带来的影响也是巨大的。

来访者：我是有病的！这个病让我"退缩"。我曾经有很多兴趣爱好，现在看来，没有一个能够持续至今，我尝不到坚持的滋味，更不相信自己有能力去做好一件事情。我是一只遇到困难就会缩头的乌龟。

W 是为了尊严而活，为了让自己获得更多尊严，便总结以往的生活经验。持久的兴趣爱好是用于检验自我认同的直接渠道。一旦她发现没有持续兴趣的支持，也就失去了对自己的热爱。

心理师：你想要做好一件事情，但以往的经历没有让你看到这方面的能力。

来访者：对的！这点又不得不说到我父母，他们很少给予我想要的赞美，不管我多么努力，在他们眼里都是微不足道。我记得有一次期末考试，我得了 70 分，他们脸上挂满了惆怅，从此我便暗下决心，一定要让他们为我骄傲。当努力考到 85 分后，我发现他们仍然不会满意，并用那冷冰冰的语气对我说："继续努力！"90 分、95 分、100 分，不管我怎么努力，得到的结果都是他们那千篇一律的冷漠。之后，我开始尝试转向其他爱好，想以此博得他们的欢心，结果就像您现在看到的这样，一次次失败，一次次逃离，一事无成。

心理师：就像这次是通过做糕点呈现出来了，是吗？

来访者：是的。您让我意识到我的问题最终还是"完美主义"导致的。您能帮助我逃离它的诅咒吗？您有其他的来访者也像我一样痛苦吗？他们最后都好起来了吗？

心理师：当然有，很多人或多或少都有些"完美主义"的倾向。如果能做到探其究竟，也就不会被它束缚。

W 的三连追问再一次给心理师留下了深刻的印象。从她向心理师的求助，到寻求同类人群的支持，再到改变决心的呐喊，无不体现出这些年"完美主义"给她带来的心灵上的摧残；而更糟糕的是，所经历的这些伤痛反过来又让她强化了"完美主义"思想，为自己的内心穿上了一层坚硬铠甲，循环往复，周而复始。

"完美主义"跟一个人早年情感受挫的经历有关，受挫的情感容易引发个体通过提升自我要求的方式来进行疗愈。许多父母在孩子的早期教育中容易将情绪的工具性和表达性混淆不分，通过控制孩子的感受去达到规范其言行的目的，其结果是使孩子的情绪日益积累，情感钝化。情感迟钝又易遭到父母批评，孩子们只有通过不断提升自我要求才能规避父母的惩罚，"完美主义"也就成了"最好"的工具。"帽子"易戴不易脱，而且在这二十年的习惯下，W的"完美"思想早已是根深蒂固。此时，心理师尝试通过"呈现—再定义"的认知治疗法，观察 W 每一个认知形成的窗口，深入她清浊混乱的内部思想，引导她追溯那道思维自由之光。

心理师：今天交谈结束之后你有什么计划安排吗？

来访者：准备去附近商场里的一家画廊转一转，我之前学过画画。但我还不知道自己是否一定会去，原因还是跟担心画不好有关。

心理师：我们就拿画画一事来说，在画画之前你先预设一个最坏结果：我画不好，以此减少失败带来的伤害，当结果并没有想象的那般糟糕时，就能感受到"意外"的积极情绪体验。这种规避的情绪获得方式相比于直面情绪体验的方式更能让人产生感官上的刺激，带来情绪的体验也会持续更久，这就是我们常说的"惊喜刺激"。这种方式的弊端是让一个人逐渐丧失行动能力，慢慢产生对自我的怀疑。当你无法确定自己是否能在现实中画好一幅画时，就会交给"完美主义"去想象完成。

来访者：的确会有您说的这种感觉。行为上无法完成，思想上可以达到。它可以满足我在现实无果的情况下，依旧将自己定义为一个有目标、有追求的人的遐想。

心理师： 将事情往最糟糕的方向去设想，带来最糟糕的结果是"非关联性强化"。

来访者： 怎么理解？

心理师： 也就是说，错误地将一个行为和某一个结果直接联系起来，认为该结果的产生是因为某一个行为，从而提高或降低该行为发生的频率。就像你将一件事情定义为做不好时，"完美主义"的认知频率也会随之提高。"完美主义"本身就有建立不可达到的预期而减少动力实施的依赖可能。

来访者： 您的意思是"完美主义"成为我不主动做事的一个理由？

心理师： 有这个可能吗？

来访者： 绝对有的！对于习惯了逃避的我来说，"完美主义"无疑是最"高雅"的借口。其实就是自欺欺人！

心理师： 如果添加一个可行性条件能够让你去画画，你会添加什么呢？

来访者： 我之前想着创作一幅风景画，事实上这已经让我感到有些受挫，我会想什么是最美的风景。比如坐于竹林，弹起素琴？夏天小雨，路上梅香？田园风景，夜晚星空……好像都不错，然后陷入完美主义……如果必须要画一幅画，我想先试着去临摹一幅吧。

心理师： 很好，如果用百分比去形容你临摹这幅画的成功率，你心中想到的数值是多少？

来访者： 我觉得是 70%。

心理师： 再添加一个条件，让这个数值变得更高一些。

来访者： 我会临摹一幅乡村田园小景画，原因是我非常热爱田园风光。

心理师：现在的数值是多少？

来访者：90%！

心理师观察到此时的 W 神采奕奕，并夹带着一份坚定的自信。

研究者们认为，突破性思维是一种介于自由联想和头脑风暴之间，通过控制目标设定和创造性试错找出新的解决方案的结构化问题的解决方式。简单地说，它是一种灵活的、在惯性和规则以外的思维方式。拥有突破性思维的人，很难陷入对事物单一和绝对的看法中，也就不会被负面情绪所缠身。W 的"完美"思想也一定程度上影响着她对某些问题固性化的判断。此时心理师工作的重点是引导 W 将"完美主义限制"的思想转到"确立明确目标"的思想上来，以此突破她思维方式的局限。"完美主义"是行动的绊脚石，当 W 有了明确的方向，行动也就跟上了思想，"完美"便不攻自破。

每个个体都会因环境的影响而形成匹配当时环境的行为方式，每个个体的感知不同，所做出的反应也不同。面对困难，有的人选择坚持，有的人选择放弃。其实，W 眼中那些能坚持做成一件事的人，其成功在于他们对明确目标的执行。如果 W 此时没有对"完美主义"重新定义，也没有建立付诸行动的决心，那么"优越感"所带来的错觉必将阻碍她做出任何形式的积极改变，"坚持的认同"也就离她越来越远。

心理师：我们前面说的"加一个条件"，你怎么理解？

来访者：一个明确的目标，或者一个坚定为之而奋斗的方向？

心理师：你回答得很透彻。

来访者：我明白了，这些年我一直追随"完美主义"的原因，其实就是想要一个明确目标和方向而已。

常言道"江山易改，本性难移"，人到底能不能发生改变？心理师在翻阅众多人格解析书籍后也找到了答案。个体除了会受外界事件冲击刺激而产生与原性格不相吻合的行为状态以外，人生中的每一次"顿悟"瞬间也都是新的认识以及对以往认知的一次释然，仿佛是一个个火花，使人豁然开朗，引发对自我的深度思考。寻找火花是一件并不容易的事情，但也并不难，也许当我们撑开手掌，开始尝试去感受身边环境的时候，暂时放下自己内心的焦虑，摆脱对自己的痴迷，就会有一片树叶落到我们的手上，而那一刻，火花就会被点燃。W对"完美主义"的再定义便是她生活中的火花。

来访者：我的目标是什么呢？

心理师：这个问题得由你自己来回答。

来访者：我每周来您这里进行心理治疗，希望自己早点康复，这算不算一个目标？

心理师：算！一个明确且正在实施的阶段性目标。

来访者：嗯！那我把画画作为第二个目标。

心理师：这听起来又是一个很不错的近期目标。

来访者：其实，我心里面一直有一件想做的事情，也从来没有跟别人说过，我担心说出来会被人嘲笑，尤其是父母。这些年，这件事在我脑海里越来越模糊，甚至就快消失不见了。

心理师：你想做的事情是什么呢？

来访者：我一直想继续攻读服装设计专业，像我父亲一样成为一名出色的设计师。我知道心理学会对每一个想法的出现进行深度分析，其实我也自我分析过，继续回归学校不是为了回避现实，以前可以那么理解，但现在不是！我很清楚自己从小就对服装搭配有着敏感的审美，但我也并不觉得那样就可以超越父亲，便将那份热爱埋藏心底。虽然现在我还是无法超越父亲，但我和他之间的关系有了缓和，彼此的理解也更增进了，这给足了我信心去不在意他的评价，坚持自己的想法。我想他也会为我感到开心，甚至还可以提供专业上的帮助。这些年我没能脚踏实地做自己热爱的事情，其实还有一个很重要的原因，我一直有一个不成熟的想法——一旦做出新的选择，将是对过去的一种否定。以前我爱面子，即使满身伤痕也要假装出一副若无其事的样子，"享受"其中。现在，是时候放下那份不成熟的执着，人总得学会放过自己。

心理师： 暴风雨的海面上，船长透过阴森可怖的浓雾，寻找到了远处的灯塔。

来访者： 对对对！就是这种感觉。我觉得现在的自己更像是《老人与海》里的那位勇敢的老人，不再是那条无助的马林鱼。

心理师： 你重新定位了自己的角色。

来访者： 是的！这种感觉让我非常满足。

心理师： 也许正因为之前经历过的黑暗，你才有了更丰富的情感看待现在的生活，也就有了如今这个愿意不断努力让自己变得更好的自己。

来访者： 接受黑暗，在探索自我中也就不乏惊喜。

心理师： （点头。）

来访者： 虽然面对长远目标会是一件非常艰难的事情，但我相信，如果努力之后的任何结果我都能够坦然接受，那么结果也就不会太差。

思想家罗伯特·梅杰（Robert Major）曾说："如果你没有明确的目的地，你很可能走到不想去的地方去。同时，目标过于庞大或者遥远也是无益的，因为成功者都善于将大目标分解为阶段性的小目标。"人类本能会因为连续的正向反馈刺激某一精神活动频率的提高，而形成内生性自我奖励机制。那些在长期计划实施中失去信心的人，是因为思想和行动受到了阻碍，W也有这方面的潜在困扰。此时引导她将一个大的目标分成若干个小的目标，有助于她在众多可实现的小目标中完成对自我的奖励，从而推动自己自发地、连续地、终始地去完成一个长期目标。

心理师：假设一名军人在不被告知行军里程的情况下进行全副武装战备拉练，你觉得这名军人会怎么想？

来访者：那一定很痛苦，他会在看不到终点希望中濒临崩溃。

心理师：同样的武装行军，这次军人被告知行军里程是50公里，又会怎样？

来访者：在一个明确的目标下，他的精神和思想都会轻松许多。

心理师：还是同样的武装行军，这次军人除了被告知是50公里，还被告知每10公里会有一次集体休息。

来访者：那样就更轻松了。身体和精神都能够得到充足的休息。50公里是一个大目标，每10公里都是一个小目标，这里的"休息"是不是另有含义？

心理师：奖励！

来访者：奖励？

心理师：每当一个小目标完成后，可以给自己一些精神或物质上的"犒赏"，心理学将这种"犒赏"行为定义为正性强化，也就是通过增加一个积极奖励来达到强化某一积极行为的目的。奖励既能达到愉悦心情和认同自身的效果，也能起到缓解精神和身体疲劳的作用。积极乐观的心态可以提升一个人对困难问题持久攻克的心理韧性。

来访者：我可以尝试一边执行目标一边寻找能够取悦自己的方式。

心理师：这是一个叠重快乐的过程！

来访者：一定很有意思！

心理师：现在请你说说在我们今天的访谈中，你都有哪些思考？

来访者：今天我想明白了很多事情，比如困扰我多年的"帽子"在被重新定义后，原来是希望有一个明确的目标。在和您的探索中，我也看到了目标，并已经开始了行动。每次的交流都是一次重新认识自己的机会，也是慢慢找回自我的过程。我非常庆幸自己能在您的引导下健康、乐观地前行，这也正是我每次都得打起十二分的精神专注于和您的谈话的原因，这种感觉很舒适，更有满满的收获。另外，我还有一种强烈的感受，您的介绍里写到您曾经是一名军人，在和您起初的谈话里，我会将心理师和军人的刻板印象带入思绪里，后来发现和您的交流是如此顺畅，而且您的治疗模式也非常特别，所以我在想，一个人不能被第一印象所迷惑，在人际关系中固守刻板印象也会让一个人孤立于周边环境，从而失去深刻及宝贵的人生体验。

心理师：你对我们今天访谈的内容又做了一次升华！

抑郁症患者往往会有这样的一种想法，在这个世界上，只有自己的内心世界最为真实，也只有自己才能聆听到灵魂深处的声音，于是将心灵的门锁了起来，将心灵的窗户钉上木架，原本以为这样可以落个清闲，可结果往往是事与愿违。把身边的人当作过客，把周围的世界当作背景，却不曾想到，自己已经成为人群中的孤者，环境里的弃者。人之所以被称为万物之灵的一个重要原因是，人拥有独立思考和独立选择的能力，当我们陷入痛苦环境中，没有人能为我们提供答案时，就要相信美好生活的本质，就要学会跳出自我束缚的框架，去重新看待自己。

第四章
沉默的启发

　　"盈盈一水间，脉脉不得语"，"执手相看泪眼，竟无语凝噎"，古诗词中有众多绝美佳句将"沉默"的深情意境描写得淋漓尽致。沉默，看似一片空无，却自成一方天地；沉默，听似一片寂寥，却蕴藏千言万语。人们对沉默的故事还远远没有探索完，沉默，是直抵人心最深处的通道。

上海的天空飘着绵绵小雨。曾有人这么形容：善于聆听雨声的人格外有一丝惆怅，也更容易感知一份伤感。在寂静的雨夜中，一个人品味着孤独，习惯了寂寥，在假装沉稳中隐去了悲伤。

W 姗姗来迟，一进咨询室便坐在了熟悉的沙发上。此时，距离约定好的访谈时间已经过去了 15 分钟。

来访者：不好意思，我们现在开始吧！

心理师：我想你还记得合作规则中关于时间的设置。

来访者：记得，迟到的时间也算作正常谈话的时间。

心理咨询中关于时间的设置遵守了清晰而明确、周全而稳定的基本原则。访谈中的时间设置，一定程度上有助于心理师和来访者之间形成和巩固在咨访工作中的同盟关系。所以，这就要求心理师在和来访者的咨询计划中做到高度关注他们的时间概念。同时，时间的设置还有另一层意义，在心理师和来访者的访谈中，仅仅通过来访者主诉出的内容来了解他们是远远不够的，还需要通过观察其行为、态度和情感的反应来了解。在已经确定的时间框架里，心理师可以通过观察来访者对设置的态度来了解他们的生活处事能力和情感应对机制。

此外，心理咨询进程中也会出现来访者时不时动力不足的现象，多以破坏咨询规则的形式呈现出来，比如迟到、缺席等，此现象也是个体在"收益"模式下产生的。举个例子：因为我生病，所以就可以不工作了。为了满足自己不想工作的"获益"思想，便用另类的"生病"奖励方式来归避现实的问题。总的来说就是，一个改变的发生会伴随一个熟悉的收益模式的消失，对来访者而言也是一次沉痛的经历。越是到了摆脱此类不良模式的关键期，越需要内在力量的支持。良好的咨询效果不仅需要心理师的理解和支持，家人的包容和陪伴也至关重要，任何以抵制形式存在的对患者的不理解都可能让咨询计划前功尽弃。此阶段一旦顺利度过，又将会是 W 人生中的一次重大突破。

来访者：我今天起床后心情非常糟糕，可能跟下雨天也有点关系。

心理师：这是你今天晚到的原因吗？

来访者：应该是吧！而且我还发现并非只有我会在下雨天感到情绪郁闷，我父母有时也会。

心理师：天气对一个人的情绪的确有关联影响，阴雨天气里，人们很难提起精神，很容易感到困倦，也特别容易嗜睡，这些其实都是自然环境引起的生理反应现象。糟糕的天气容易让人关联到曾经的糟糕回忆，然后陷入负面情绪。外界因素对情绪的影响有众多方面，这就更需要我们对自己的情绪做到细心察觉和合理管理。

大脑内的松果体会分泌褪黑素和5－羟色胺（5－HT）两种激素，平时这两种激素在人体内的生成处在一个动态平衡状态，在阴天或雨天的时候，改善睡眠的褪黑素分泌增加，而用于调节情绪的5－羟色胺分泌减少，从而导致人们容易犯困，情绪更容易波动。春季为什么是精神疾病最容易复发的时期，其实也跟体内两种激素分泌的失调有关。虽然说抑郁症的产生，内因占主导，但外界环境也不可小觑。无论如何，人类之所以走到今天，是因为有着强大的自我能动性，虽然我们无法左右天气的变化，但可以学会控制自我的情绪。

来访者：上周我又发作了好几次。

心理师：几次？

来访者：大概两次，不过跟以往发作频率相比的话还是有了很大变化。

心理师：什么变化？

来访者：以前几乎每隔一天就会发作一次，而且持续时间也非常久，有时候我会一整天都待在失落情绪中，到了晚上更是糟糕。现在我用了您教我的方法去调节情绪，效果还真是立竿见影，负面情绪不再像以前那样频繁出现，也不会持续很久，基本控制在当天出现当天消化。虽然发作频率是比以前低了许多，但我还是在一些事情上提不起兴趣，就拿起床这件事来说吧，过去一周三分之二的时间我都在床上度过，有点"废柴"！

心理师：剩下的三分之一是怎么过的呢？

来访者：我和父母逛了几次街，见了几位初中同学，去了几家特色餐馆，对了，还去了一趟舅舅家。不得不说我的确恢复了一些跟别人交流的基本能力。

心理师：你自身的能量正在不断向外释放，这是一个非常好的现象。

来访者：嗯嗯，我认同您的说法，但这些变化还是会让我感到有些不真实，这正常吗？

心理师：你对自己状态的好转有怀疑？

来访者：是的。

心理师：在抑郁症的治疗中的确会出现情绪起伏波动大的现象，就像某一天你会感觉心情愉悦，仿佛痊愈，但之后又突然陷入低落之中，然后懊恼。情绪起伏容易消磨人的意志，为了保护意志不受打压，人就选择"不相信"或者"看不到"，这也解释了你前面所说的"不真实"，事实上，虽然你的情绪状态有阶段性波动，但是总体形势在变得越来越好。

来访者：的确如此。

人际关系是一个人心理素质水平的集中体现，也是衡量心理健康水平的重要标志之一。人际关系需要情感进行衔接，情感又大致分为三种：亲情、爱情、友情。W在过去一周的社交里体现出了情感外显的多种渠道，说明她的生活开始朝着积极的方向发展，表达情绪的途径也越来越丰富。心理师将继续抓住W的正向改变，采用积极引导的方式推动她对自我赋予更多肯定评价，并将之转化成处理困难问题的经验，从而构建自己的心理堡垒，在心理健康之路上走得更稳、更远。

心理师：你是怎么做到人际关系有如此大的改善的？

来访者：我先喝口咖啡，您这里一切都非常舒适，除了这咖啡，真的不怎么好喝。（笑。）

心理师：（微笑。）

来访者：一开始我还是很想回避这些活动，但我很快意识到自己正处于常规的回避状态，我想起您说过，遇到焦虑情绪时首先得让自己冷静下来，然后再去寻找回避的根源。就拿去舅舅家这件事来说，一开始我得知要去他家非常紧张，在尝试多次想象放松后，情绪才回归平静，然后找到不想去的原因其实是担心舅舅、舅妈对我突然回国的看法，他们也许能够理解，也许会说我娇惯。

心理师：然后呢？

来访者：我用您教我的方法，把所有担心的可能都记录下来，最后发现最糟糕的结果也不过是委屈地痛哭一场，这倒是让我松了一口气。我安慰自己"不用担心，至少还活着！"

W 运用"暴露式"的方法分别将逛街、去舅舅家、见初中同学过程中可能存在的担忧提前罗列出来：

1. 事件——去舅舅家；

2. 问题——可能会遇到不确定的事情；

3. 可能产生的情绪——不安、焦虑、生气。

然后逐一攻破。（见下图）

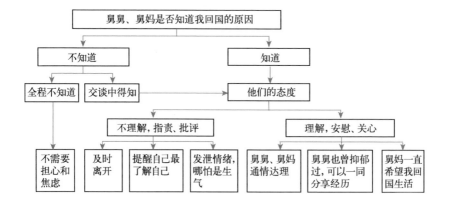

W 敏感、多疑的人际模式已经不是第一次给心理师留下深刻印象了。心理师在面对众多抑郁症患者时，发现他们之所以会被情绪所困，往往是因为过于关注问题引发的情绪，而没能聚焦在处理问题的方法上，导致需要解决的问题被搁置，负面情绪却持续积累。

W 之所以敏感多疑，其实是因为以往失败或被拒绝的经历所导致的安全感缺失。生命体的本能是遇到危险保护自身安全，不确定因素可能造成的风险，让 W 坐立难安。如何减少众多不确定因素对生命的威胁从而缓解 W 当下的焦虑情绪，则成了访谈工作重中之重的事情。"暴露式"方法是变未知为已知，变模糊为清晰，将事件中可能令人不安的因素聚焦于眼前，明了方向目标，再寻求解决之道。这个时候，"方法论"的介入将是有效击破恐惧的直接方式，我们经常会被"我没有办法"这句话阻碍了前行步伐，渐渐失去对自己的信任。这里的"方法论"主导个体对任何一个困难至少得出三个以上的解决思路，重新找回解决问题的信心。只有一两个方法会让人陷入思想僵局，有了第三个，很快会有第四个、第五个，甚至更多。办法越多，选择也就越多，应对危机的能力也就越强。

来访者：虽然近期我的人际关系有了改善，但我还是发现我在和别人的交流中存在一些问题，也许正是这些问题才让我近期的情绪不断反复。

心理师：你所说的问题指的是什么？

来访者：我有时候非常执着于自己的某些想法。

心理师：执着给给你带来什么？

来访者：其实它们根本没有任何的意义，甚至还让我陷入无尽的苦恼。

心理师：你所说的"那些想法"又指的是什么呢？

来访者：我从很小的时候起就害怕和别人交流，担心他们讨厌我。最严重的时候，我甚至无法一个人上街购物，因为我不愿意开口询问价格，更别提还价。工作后，我也不愿意跟同事认识，说来也可笑，我居然花了一整年的时间才把同事认全，那还是因为工作上不得不接触才去认识。我也一直在找原因，最后发现，有时我和别人谈话时会突然感到尴尬，甚至也替别人感到尴尬。这个问题严重吗？

心理师：……

心理师沉默了几秒钟……

在心理咨询的工作中，沉默式的表达除了能够提供给来访者温暖及共情的情感支持以外，也会为咨询的工作带来机遇和挑战。沉默，让来访者有深度体察自我的机会，对心理师来说，更有其意义所在。此时心理师的沉默，是在对来访者提出的问题背后潜层心理动机进行思考与分析……

心理师：你刚刚应该察觉到我停顿了几秒钟，是吗？

来访者：是的，我一度感到有些尴尬，不知道应该做些什么，大脑里冒出一个奇怪的念头——我的心理师也和我一样尴尬。

心理师：你认为我也尴尬，是吗？

来访者：事实上，我知道这不现实，因为您是我的心理老师，有着丰富的沟通技能来处理人际关系上的问题，又怎会在我们的交流中感到尴尬呢？如果今天和我对话的人不是您，是别人，我会认为他们也像我一样处于尴尬之中，甚至，他们得为这场尴尬负全部责任。

心理师：是他们导致了你的尴尬？

来访者：当我发现身边的人所谈论的话题是我不感兴趣的话题时，内心美好的一面就会让我去尽量配合他们，迎合他们，就像我自己希望被尊重、被关注那样，他们也需要别人的"吹捧"。这些人抓住了我善良的内心，在我面前喋喋不休地说着那些让人乏味的故事，我为他们感到尴尬。

心理师：他们没有发现你不喜欢当时的话题，是这样吗？

来访者：是的，完全意识不到。

心理师：这带给你什么感受？

来访者：失望！

心理师：怎么理解？

来访者：我觉得人性非常复杂，人性的复杂又导致社会的复杂。人们总是不知疲倦地想要在环境里展现自己，但是又没有耐心去听别人的故事。

心理师：你给了别人展示自己的机会，却没有得到别人的同等对待？

来访者：没错！就有这么一类人，他们为了表现自己有多么的了不起，不惜以伤害他人的尊严来获取别人的关注，将险恶的用心暴露在众目睽睽之下，以为躲过了别人的观察，其实早已被看穿一切，只是顾及他们的颜面，善良的人没有点破罢了。这不是一件很尴尬的事情吗？

心理师：既然是他们的过错，为什么会成为你用来惩罚自己的方式？

来访者：啊……（沉默。）

心理学家卡尔·古斯塔夫·荣格（Carl Gustav Jung）曾经用字

词联想的反应时长来测量一个人的情结，认为测量者对某个词语反应时长显著较长，说明这个词语可能是来访者的情结词。在治疗过程中，来访者的情结被触发时，也可能会出现间断失语的状态。此时 W 的沉默正代表着她的某个人际模式的情结在咨询中被击中了。

来访者：这跟我没有关系，他们得为此负责。

心理师：假如你在游泳时被水草缠身，难不难受？

来访者：肯定很难受！甚至还会痛苦！

心理师：你认为"痛苦"跟你有关系吗？

来访者：当然有关系，我甚至会因此失去生命。

心理师：你打算怎么做呢？

来访者：挣脱水草。

心理师：尴尬会让你想到什么？

来访者：也是挣脱。

心理师：是的！你被水草缠身会选择挣脱，被尴尬"操控"，同样也会选择挣脱。你所面临的困境迫使你去寻找一个不会带来伤害的挣脱方式，而尴尬看上去是没有伤害……

来访者：实际伤害很大。

心理师：你能够体验到别人的尴尬，代表你能捕捉到他人的情感，这说明坐在我面前的是一个极聪慧的人。不过，这份聪慧不仅让你享受到洞悉他人的快感，同时也让你陷入无尽的孤独。

来访者：（沉默。）

心理师：就像你前面所说，社会是由人组成的，社会的复杂也是人性的复杂。其实再深入一点，你会发现每个人都有属于他们自己的独特的性格特点，也正是不同的想法才产生了人与人之间的距离，去适应一个人的想法并不是一件简单的事，与人和社会的相处也是一门学问，这需要个人经验的积累和社会阅历的堆积。这间咨询室就是一个小型的社会，你通过呈现再学习的方式去建立与他人的健康关系。

来访者：（沉默。）

心理师：你认为尴尬背后的深层思想是什么？

来访者：隐藏着不屑和藐视，这可能是我潜层的一种优越感。

心理师：如果你因为优越感而失去了人际，那么负面情绪就可能是代价。

来访者：我想起泰戈尔的一句话——如果你因失去太阳而流泪，那么你也将失去群星了。

心理师：模糊的视野，很难看到其他的东西。

心理疾病是自我伪装下的产物，伪装是为了不让内心深处的伤疤和蠢蠢欲动的欲望暴露在公众目光之下，被暴露的自我是尴尬的、不适应的。人是聪明的生物，所有敏感多疑的想法都是为了在自我掌控中力求自保。抑郁症和疑心多虑是分不开的，当患者以自认的"智慧"将自己武装起来时，内心深处的想法会被淹没，人际关系也就出现屏障。W引以为傲的察言观色能力，也就成为一把双刃剑，既方便了自己，也封闭了自己。

来访者：我希望别人为我负责的这个想法，其实来自于我内心另一个声音——这一切都是我的错。

心理师：这个声音是怎么来的？

来访者：我那会儿还在上初中，班级里有一名男同学喜欢我，还给我写了一封情书，那是我第一次遇到表白。我不知道其他女孩第一次遇到表白会怎样，激动？高兴？还是……我不知道！但我是生气，对！生气！我不是生那名男同学的气，而是生自己的气，我一直认为自己是不值得别人喜欢，更不配被别人喜欢的……老天爷呀！有谁来告诉这名青春萌动的少女该怎么做才好呀？早恋，不管是在家庭，还是在学校都是一个敏感且羞涩的话题，我不敢告诉父母，便将它记录在一本日记里，这本日记本是我唯一能够敞开心扉的地方，也记录了我所有成长中的秘密，它被我锁在一个雕花木盒里，包括那封情书。有一天，我发现这个"心房"被父母无情地霸占，他们偷偷撬开了木盒，当他们拿着木盒出现在我面前时，我感到自己仿佛被扒光了衣裳站在众人面前，羞耻万分……从那个时候开始，我就是个"错"人，既害怕犯错，又经常犯错！

心理师：父母以极端的方式打开女儿的心房，虽说是为了保护，却忽略窥视私密所带来的伤害。

来访者：我生病后，他们才意识到那些强硬的做法对我造成的伤害，但在我生病之前，一切毫无人道的管控都被他们视为理所当然。

心理师：青春期的儿女，内心充满了矛盾，虽然他们外形上已经发育成熟，但是心理发展相对缓慢，这样的一种矛盾，使他们仍然处于一半成熟一半不成熟的状态。他们独立意识强烈，渴望在精神和生活上摆脱父母，但是事实上，在面对很多复杂的事情时，他们又会产生很多的困惑，渴望得到指引和支持，又羞于直接表达，所以将自己的内心世界封闭起来，不喜欢向外人吐露心事，时间久了，也就会感到无助。如果这个时候父母能够意识到这些，进行积极关注和引导，也会帮助儿女顺利度过这段身心的发展阶段，但有些父母的确也羞于表达。父母总以为儿女永远封锁了心房，但不知儿女其实也为他们留有一条通道。

来访者：您说得太对了，我把秘密锁起来后，放在最容易被发现的书架上，以此试探他们是否会主动跟我交流，结果……那是我对他们的最后信任。

心理师：你在向他们发送信号，是吗？

来访者：是的！希望他们开始关心我心理健康的信号！

心理师：（点头。）

来访者：我总在一个环境里去检验自己是不是可爱，是不是值得被爱。但凡在一段关系里感受到一丁点不被尊重，我就会自责，认为这都是自己的错。为了不让别人发现，我就将错误推卸给别人，让他们来承担。我这种想法的存在其实还是受父母的影响，记忆中我只要一见到他们生气，就会在某根神经弧的反射作用下认为这跟我不听话有关，是我惹怒了他们。

心理师：所有人际关系的本质都指向一个人与父母的关系！

来访者：我想改变这种模式……

心理师：你所说的这根反射弧可以理解为性格缺陷。

来访者：啊？我有性格缺陷？

心理师：先不用紧张，听我把下面的话说完。

来访者：好的。

心理师：一个人的成长离不开外界诸多的干扰，其中就包括"执着"的父母，他们习惯决定儿女穿什么款式的衣服、交什么类型的朋友、过什么模式的人生。这种过度保护很容易引起儿女为保护自我价值观念不被冲击，而产生与父母对抗的局面。一个人一生会经历两次成长冲突。第一次是在幼儿时期，儿女会在"可以"和"不可以"中向父母证明"我"的存在。第二次是在青春时期，这个时期是建立独立人格的时期，也是个人社会化的时期，不管独立还是社会化，都免不了自由与束缚之间的对抗，有对抗就有强弱。被打压下来的儿女虽说习惯于屈从他人，但内心依旧存有那份对抗的冲动，只是暂时被他们隐藏起来，一旦外界环境刺激大过于隐藏的动机，这份冲动也就爆发出来。

来访者：这就解释了我为什么一感到不被尊重就会潜在藐视他人。

心理师：每一次对抗遗留下来的"伤痕"都决定着一个人的性格发展。因为对抗无法避免，所以绝大多数人或多或少会存在某种性格上的缺陷，认同它的存在要比对抗它更重要，这会让我们更理性地看待自身的不足，警醒我们良好的性格是持续学习和修正的结果，这对成长有着非凡的建设性意义。

来访者：没有一点性格缺陷都觉得自己不算完整。

心理师：是这样的。

在访谈的过程中，心理师将性格与人际关系的联系呈现在 W 面前，引导她看见自己，接纳自己，尊重自己。几乎所有的心理问题都起源于人际关系问题。一个人在人际关系中如果过于苛刻地要求自己，那么他对别人也是如此。W 无法接受自己缺乏对自我的认同，如果心理师能引导她接受人们性格的多样性，也就能让她承受环境的多变，并慢慢认同自己。

心理师：当你看到一个孩子正在被父母严厉批评，但这个孩子本身没错，你会怎么想？

来访者：我想抱抱他。

心理师：然后呢？

来访者：我会告诉他"不管别人再怎么误解你，你始终是珍贵又值得被爱的人"。

心理师：是的。

来访者：我就是那个孩子……

W再一次陷入了沉默，这次的沉默可以视为W尊重和接纳自我的成长表现，她在心里种下了一颗"自己可以保护自己"的种子。接下来，就是耐心等待这颗种子破土发芽。

心理师：你现在怎么看待父母偷看你日记的这件事？

来访者：我坚持捍卫自己的尊严，哪怕他们是我的父母。我认同自己对他们不雅行为的愤怒，我表达情绪不只是为了追究谁对谁错，更是给他们一次认识我的机会。我没有必要苛刻地要求自己，总认为这一切都是自己的错，我应当将注意力集中在情绪的表达上，感受情绪带来的意义。其实这件事也让我有了一个新的认识，虽然我的愤怒让父母意识到他们自身的问题，这是我想看到的，但我必须清楚地知道愤怒的情绪不能使用在任何人的身上，也绝不能成为我达到某一目的的唯一渠道。

心理师：嗯，我感受到你的坚定。

来访者：是的，它来自于对自己的爱。

心理师看了一眼桌子上的沙漏，在这里，沙漏既记录着访谈的时间，也记录着来访者的故事。人生就像沙漏，时间到了就该翻转，又是新的开始。

心理师：我们今天交流的时间快结束了，我想是时候回到最初的问题上了。

来访者：（笑。）我已经忘记了最初的问题是什么了？

心理师：我的沉默。

来访者：是的，您问过我怎么看待您的沉默，现在我对这个问题有了更清晰的理解。当您沉默时，我会尴尬，这种尴尬来源于我的认知模式给我发送了错误的信号，此时我需要重新接受环境里的信息，也就是要更细心地观察身边的人和物，尤其是那些可能被我忽略的地方。这一切都离不开一个相对信任的关系，当我感受到您对我的理解时，我感到自己焕发出一股新生的底气，正是这股力量让我开始对自己说"你何错之有?""错"被重新界定了，也就不会尴尬了。其实人际关系也是这样，我可以尝试着慢慢信任他人，哪怕无心插柳，也有成荫的可能；再说，人言可畏，也可能忠言逆耳。

心理师：（点头。）

来访者：（笑。）

心理师：我们今天的交流就到这里……把最好的感受带回家……

来访者：好的!

　　心理师将W送到门口，告别之际，心理师再一次肯定了她在成长道路上的每一次付出。即使接下来她和心理师还有很多工作需要开展，但她的表现已经说明她在人生学习的道路上站稳了脚跟，从此再也不用走偏路和回头路。W带着满满的笑容，挥了挥手，并道了一句"期待下一次的交流"，轻松地离开了咨询室。

　　著名的发展心理学家爱利克·埃里克森（Erik H Erikson）认为，自我在人格中是一个独立且相当有力的部分，自我是推动潜意识层面上升到意识层面的发展动机，是过去经验和现在经验、理想观念和现实理念的综合体。它重视"我是谁""我还是原来的自己吗"等主观感受的意识体验，强调个体内外的整合。个体需要从社会环境中得到认可，从而确立自我的外在形象，这就需要具备一个稳定的人格特征。人格的发展贯穿于个体的一生，一个人的人格出现了问题，自我就很难面对诸多环境变化所带来的危机。那么整合自我，摒弃不合理思想束缚，先从认同自己开始。W 的羞愧正是在环境中对"我是谁""我做了什么"等一系列认识自己的问题缺乏理解和支持的产物，心理师引导 W 毫无保留地表达内心真实的想法，将习惯聚焦他人的模式转到发现内在潜能的模式上来，看到当下的自己，看到应有的情绪。这次的访谈，无疑是对 W 又一次的心灵洗礼，洗去她心中那个"犯错的孩子"。

第五章
那个男人，请远离我

美国心理学家罗伯特·斯腾伯格（Robert J. Sternberg）曾提出过经典的爱情三元理论，他认为完美的爱情由三个成分组成，即亲密、激情和承诺。亲密，是两个人在爱情关系中感觉到亲近、温暖的体验，也是一种愿为对方自我牺牲的精神。激情，是一种强烈渴望跟对方结合的状态，也可理解为性欲成分，但不等同于性关系。承诺，是愿意投身于一段情感并主动维持这段情感的一种状态，也是维系一段爱情关系的基础。

从第一次访谈起，W便习惯于将一周内出现的特别想法记录下来，并不定期地通过邮件发送给心理师，心理师通过这些反馈内容，可以更清楚地了解到她在咨询室以外的情绪状态，起到衔接治疗的作用。在这周的日记中，W提到自己的抑郁症恶化跟那件"最糟糕的事"有关，她一直犹豫是否向心理师袒露，也许是因为事件本身带来的伤痛无法承受，抑或是不知如何开口。W在日记中表示，经过前面几次的交流，这次她准备好了……

"叮咚……叮咚……"一阵清脆的门铃声传入咨询室，这个时间是W预约的咨询时间，心理师稍微整理了沙发靠枕，准备迎接她的到来。

来访者：我带了一些昆士兰地区的原产咖啡豆，存放在您这里，老师和其他到访的朋友都可以享用。

心理师：谢谢！也替那些可能享用到的朋友们向你说声感谢！

眼前的 W，身上散发出一股淡淡的香水味，脸上也精心修饰了一番，跟两个月前那个脸色苍白、浑身乏力的 W 相比，用判若两人来形容真是一点也不夸张。抑郁症患者主要的病理表现中有丧失对事物的兴趣和缺乏对生活的热情，现在的 W，不仅展露对自己的热爱，还通过分享让生活变得丰富多彩。这一切积极阳光的外显表现意味着这名曾经满身伤痕的女子已经有了重新面对生活的勇气。

心理师：你这周发来的邮件我已经认真地看过，想先听听你的想法。

当来访者经过思想斗争后决定向心理师描述内心更深处的故事时，心理师更要抓住此类机会，此时开门见山直奔主题的谈话方式就会被运用到，心理师在运用该方式时，也做了以下两个方面的评估：一是 W 做好了表达的充分准备；二是经过过去一段时间的咨询，W 已经初步形成了自我支持力。

来访者：我今年已经是 30 岁的人了，感情还是像一朵枯萎的花，经不起任何的风吹雨打。可能跟我经历过的一些感情失败有关，我一直打算孤独终老，不考虑爱情，更不考虑结婚。可是我发现这些想法最近开始动摇了，我现在非常希望能够拥有一段稳定的爱情关系。

心理师：根据马斯洛个人需求层次理论的划分，情感和归属感是个体的第三层需求，也是人类发展中不可或缺的基本需要，你对稳定情感充满了渴望，从这套需求层次理论来看再正常不过。以前你用"孤独终老"将这层合理的需求压抑下去，现在"动摇"了，也正说明你那被封闭的情感开始向外释放了，正常的需求也进入你的生活了，你变得更健康了！

来访者：之前听您说过人类潜藏着五种不同层次的需求。

心理师：是的，你了解过就能够理解，情感不是你能主观决定是否需要的，你听说过匮乏性需求吗？

来访者：没有。

心理师：匮乏性需求也称为缺失性需求，它直接关系到个人的生存需要，当此类需求在生活中未能被满足时，人们会本能地增大对它的欲望。当欲望满足后，人们对它的需求也会逐渐减少。举个例子，如果一个人的生存饮食问题没能得到保障，那么这个人会更加关注对维持生命物质的需要。当吃饱喝足后，他也就不再为生活物资而担心，而是转向对个人价值实现的追求。与匮乏性需求相反的是成长性需求，人们对它的欲望不会因满足而减小，相反，越满足就越需要，比如一个人对自我的超越，对知识的渴望。

来访者：我明白了，情感需求属于匮乏性需求，我没有满足自身这方面的需求，自然会增加对它的欲望。帮助他人属于成长性需求，帮助别人能够实现自我价值，越是迷恋这种感受，就越想帮助更多的人。

心理师：是的。

来访者：我强烈克制自己的情感，以为那样就可以不再痛苦。实际上，这不仅不能为我带来任何实际有效的帮助，相反，还让我陷入更大的欲望，周而复始。天呐！原来我一直在一个怪圈里转来转去，不停地麻痹自己。

心理师：这可能和你前面所说的"情感失败"有关。

来访者：嗯！我不知道该怎么说那件事。

W 不知如何开口，还在做进一步的心理准备。对一位有经验的心理师来说，此时要做的是耐心等待，等待是让 W 有一个对伤痛自行处理的过程。其实每个个体都具备心理创伤复原的功能，即复原力（Resilience，又译坚韧性），指的是个体在发展过程中遭遇到严重威胁的情况时，依然能适应环境并获得幸福的能力。从生理层面考虑，个体从伤痛中抽离出来需要时间上的准备。等待，并不意味着心理师什么都不做，分析来访者表达受阻的原因、内心存在哪些对抗的现象等，都有助于下一环节工作的开展。此时 W 无法开口，心理师更倾向于认为这是一种对焦虑情绪的消化。等待，能够帮助她以更平和的心态度过此阶段。

心理师：我们终其一生都在寻找真正的自己，只有面对自己才能直达内心深处的那个自己。

来访者：好吧！我把它当作生活里的一个"瓜"，委屈您今天做个"吃瓜者"吧。

心理师：如果你觉得那样会让你放松一些，我会那么做。

来访者：我的感情生活里有两个极端现象，先说说第一个吧！自从父母偷看我的情书以后，对异性情感的羞耻感伴随了我整个成长时期，出国前我没有谈过一场恋爱，情感经历干净得如同白纸，那时候哪怕多看班级里男同学一眼，我都会感到害羞。其实我的容貌并不算差，虽然不是什么大美女，但也有不少人夸我长得漂亮，学校里也不乏追求者，所以长相属于中等偏上，但害羞里夹杂的自卑让我连喜欢一个人的勇气都没有。

心理师：这多少也会影响到你后来的情感。

来访者：您说的一点也没错。那时候大学里经常会组织校友舞会，很多同学在舞会上找到了自己的另一半。记忆中，我一次也没有参加。与其说我不想参加，更不如说我是害怕和异性产生交流。

这样，我在渴望情感又回避情感中度过了大学生涯，感情又是无花无果的状态。不过也特别跟您说一下，我也遇到了新的问题，我所有社交的对象都是女性，身边也就不乏一些散发着成熟魅力的女人，有一段时间我被她们那独特的气质深深吸引，也一度陷入自己是不是喜欢同性的困扰里。

心理师：这个问题现在还困扰你吗？

来访者：现在没有了，花了些时间弄明白了，我喜欢异性。

心理师：（点头。）

　　一般个体在幼儿时期就开始逐步获得对性别的认识，虽然"性别"这个概念，对于孩子来说很难理解，但他们对性别的认识，早已在众多方面有所呈现。比如模仿，女孩会模仿母亲穿着漂亮的裙子，希望被赞美，男孩会模仿父亲勇敢的言行，希望被肯定，这些都有助于孩子在成长中对性别的界定。性别有生理性别和社会性别。生理性别，顾名思义，指由身体的构造来决定性别的差异。社会性别，指社会文化对一个人性别的社会识别，它注重环境对一个人性别的外显的影响，也最容易造成个体对自己性别认识的模糊。如果一个人在环境中接收到的性别反馈与生理性别不一致，便会产生对自身性别不认同的情感和行为表现，严重者甚至会出现性别认同障碍。性别认识的模糊也就会导致情感呈现的模糊，比如青春期常见的境遇性"同性恋"，就是一种受环境及情感不定影响的感情类型，一个人在没有机会接触异性时，就会选择同性排解寂寞，一旦脱离只有同性的环境，能够接触到异性，就不会再维持"同性恋"。

　　W 早年时期，家人遏制其青春情感的需求发展，更没有对其进行常规性性教育，使 W 在成长中以羞愧、自卑的方式规避了自身对爱和归属情感层次的需求。但情感需求并没有消失，只是暂时被隐藏起来，一旦生活中出现情感需求的刺激源，它便以非常态的形式呈现出来。当 W 感受到身边女性带给她关心和保护时，就容易出现朋友之情和恋人之情混淆不清的现象，也就易把友人当恋人。

来访者：毕业后，我在悉尼找了一份移民服务的工作。那是我的第一份工作，谈不上多么喜欢，也谈不上多么讨厌。我对身边一切事物都提不起兴致，工作也只是为了留在悉尼。那时候我已经在这个城市生活了近 8 年，因为我的抑郁，没有多少朋友，所以这座城市对我来说非常陌生，但我也已经习惯了这份陌生。我熟悉那班从住所开往城区的通勤列车，它那固定不变的轨线让我感到一丝踏实，到了哪一站，过了哪一站，都有它明确的方向。我把自己"拴"在这条轨道上，不必为人生脱轨而惶恐。那成为我融入这座城市的唯一方式。

心理师：那段时间你有固定的生活模式，不会因为选择而停下脚步。

来访者：不能停下来！

心理师：停下来会想很多事情。

来访者：那时候我就已经有自杀的想法，一旦停下来，没有固定轨道前行，等待我的也就只有死亡。

心理师：你对单一生活的接受也可以视为你对自己的自救。

来访者：是的。

心理师：那时候发生了什么事情吗？

来访者：那一年我父亲创业失败，我不能说从此就开始了我的悲惨生活吧。因为在此之前，我被抑郁症困扰就已经够悲惨了，只能说这让我更加悲惨万分。一夜之间家徒四壁，负债累累。我根本不敢想象自己接下来要怎么面对一贫如洗的生活，这一切太不真实，我积攒了满心仇恨，那是对命运的唾骂，我恨它在我富裕的时候给了我抑郁，现在抑郁没好，又要拿走我的财富。

心理师：这对当时的你来说确实很难接受！

来访者：是的！我不知道该怎么办，甚至都不确定自己还能不能继续留在悉尼。

心理师：这些都是你当时需要面对的问题。

来访者：那个时候我特别讨厌父亲、母亲，还有那个令人伤感的社会。

心理师：当你发现自己无法改变身边的人和事物时，就会转向对他们的讨厌。

来访者：我知道，所以我得做些什么。虽然在留学生圈里因为家庭经济出现问题而突然回国的现象屡见不鲜，但真的发生在自己身上时，还是有些措手不及。我让自己冷静下来，告诉自己——如果你想留在悉尼，继续买你喜欢的商品，那么你就必须依靠自己，你得工作，而且得努力工作。我被迫一夜长大。

心理师：你开始了独立的生活。

家庭变故不仅给这个家庭造成巨大的打击，也给家庭的成员带去突然的顿悟，一夜间，W 由一个被父母呵护的小公主，转变成一个分担家庭责任的大人。W 早前"我需要依靠父母才能生活"的认知，是她在与父母的相处中逐渐形成的。突如其来的破产事件，带给她新的认知触点，这些新的认识经过叠加产生"一夜长大"的猛然转变。虽说这是一次成长，但也超出了她心理承受的阈值，所以才引起她对环境仇恨的过激情绪反应。心理学对改变的理解是，个体受外界刺激，打破内在的平衡，在生存本能的驱使下寻求一个新的保护机体来重新建立一个舒适圈，这个舒适圈可能是发展的，也可能是倒退的。对成熟的个体来说，他们可以依靠自身的能力，完成一次完美的蜕变，但对心智还不成熟的 W 来说，这样的改变将使她坠入另一个深渊。

来访者：我是有罪的！

心理师：那时候你出现的任何一个想法，都可能是对自我的保护或分担家庭压力的一种潜在表现。

在此阶段的咨询中，心理师可以看出此时的 W 陷入深深的自责中。在临床上将自己定义为"罪人"的患者一般有两种情况：一种是患者反复强调自己有罪，并捏造出许多"十恶不赦"的事实来证明自己有罪，这在临床上称为"自罪妄想"，多出现在一些精神病性的抑郁症患者身上；第二种情况，其实是一个人无助、焦虑的一种流露，应该给予安慰和关心。很明显，W 属于第二种情况。过去的某种经历让她陷入内在矛盾的混乱中，此时心理师运用解释技术对她的处境给予理解，引导其在对问题的看法上有所拓展，以此获得新的感悟来缓解对自我的攻击。

来访者：是的，那段时间父母争吵更加频繁，再这样下去，等待他们的结果只有离婚，我虽然一直希望他们分开，但真要到这么一天，我决不会让它发生。我希望减轻他们的压力，让他们为我省心，我得赶快好起来，我从来没有那么强烈地想要好起来。

心理师：（点头。）

来访者：那件糟糕的事情也就发生了！

心理师：（沉默。）

来访者： 在那段黯淡无光的日子里，一个男人走进了我的生活。他看上去特别成熟，成熟得有力量、有包容。反正，就是那种一眼看上去能够给女性安全感的男人。他是我的直接领导，整整大我 15 岁。他看透我坚强外表下的柔弱，他关心我的想法，在意我的感受，工作上更是给予了我很大的支持和肯定。渐渐地，我发现自己离不开他所带来的那份温暖，抓住他就好像抓住了一根救命稻草。整天想着他。最后，我爱上了他，也和他走到了一起。

心理师： 这是你第一次谈恋爱？

来访者： 是的，我原以为遇见了救赎之光，却不知这是坠入另一个深渊的开始。

心理师： 是啊，我也能够理解你的那份惆怅。

来访者： 其实一开始我心里就有一条衡量感情的分界线，比如我清楚地知道我不可能和他走到一起，因为他是我的领导。但我还是无法拒绝一个男人对我的贴心照顾和经济支持。他帮我搬家，为我承担医药费，这一切都是我所需要的。这个想法现在来看的话，有些奇怪，但我肯定自己不是什么坏人。我在那种突然失去依靠的无力中，很想有个人能够拉我一把。

心理师：（点头。）

来访者： 随着他对我生活和工作的帮助越来越多，我对他的感激之情也变得越来越浓。每当我看到他，眼睛就像加了一层滤镜：这是一个多么完美的男人！我越来越贪恋他的魅力，甚至会因为他和女同事的交流而心生醋意，他见我难过也会及时哄我开心。慢慢地，我开始向他袒露心事，他也会向我倾诉烦恼，我们之间的互动越来越多，知晓彼此的秘密也就越来越多，紧密变亲密，最后，那层模糊的窗户纸终于还是被捅破了。

随着 W 一步步回忆过往的情感经历，她的情绪阀门也在被一点点打开，众多复杂的情绪终于像洪水猛兽一般，张牙舞爪地向她扑面而来。为了不让自己被吞噬，她在努力地控制。这些情绪的背后，是她第一次尝到"情"的滋味。每个人一生中都拥有着无数个第一次，每个第一次，都是那么的意义非凡。

来访者：这件事我没有向任何人说过……在我和他正式确立恋人关系后，我发现眼前的这个男人……已经有了家庭，而且还是一对双胞胎的父亲。

在听到 W 那么悲痛的经历后，心理师也无法用语言来描述她所承受的这些伤痛……

来访者：这还不是最糟糕的。最糟糕的是，我在得知他有婚姻后，不但没有离开他，反而默认了自己是他的情人。

W 再也控制不住情绪，她那撕心裂肺的哭喊声塞满了整个咨询室……心理师没有进行干预，而是任由她发泄自己的情绪。
……

来访者：我知道自己并不是一个光彩的角色，而且每天生活在自我感动的幻想里，痴心妄想着有一天自己能为他穿上美丽的婚纱，这种想法让我站在了原地不愿离去。他每隔一段时间都会回去看一眼妻儿，这让我心里特别地难受。我有时候会有一个疯狂的念头——他们还不如离婚。但很快我对自己的谴责就会盖过这个念头，"嘿，你只是一个'破坏者'诶"。纸永远包不住火，他太太最终还是知道了我们的事情，但她的反应却让我感到非常不可思议，没有任何的指责，也没有过激的回应，甚至让我劝说她先生跟她离婚。面对她的主动退出，我更是觉得罪孽深重。

心理师：第一次将这些秘密说出来，是什么感受？

来访者：忏悔！

心理师：这么形容会让你感到好受一些吗？

来访者：并没有！我不知道自己还能不能被救赎。佛家讲究因果论，我自己种下的因，就得承担报应的果。

心理师：自我觉醒也是一条通往自我救赎的道路。

来访者：这些压藏心底的"破事"被说出来后，还是会让我感觉到心里的一块石头落了地。

心理师：人最怕有心结，有些事你闷在心里，会给自己增加心理负担。一旦说出来，你也会感到轻松许多。有句老话——心病还需心药治，解铃还需系铃人，说的就是这个道理。

来访者：以前是不敢说，才藏在心里。

心理师：我们来探讨一下这件事情，你说他太太知道后，态度上的反应有些不合常理。你怎么理解？

来访者：一般的女人要是知道自己丈夫出轨，那还不得闹翻了天，但她却异常地平静，平静中带着一丝悲凉。

心理师：你开始在发现一些细节。

来访者：我认为她也对她丈夫彻底失望了，才想着从婚姻中解脱。

心理师：因为出轨？

来访者：不仅仅是出轨。当我再回忆那个男人跟异性互动中的一些行为表现时，总有一种说不上来的感受。

心理师：那是什么？

来访者：花心？我承认他有些花心。有的人花心得很明显，他的花心却伪装成很专情的样子。

心理师：怎么说？

来访者：他的确对我很好，也对他太太很好，不过他好像对很多异性都很好。他是那种很容易引起异性对他猜测，然后好奇，再到探索的一个人，他那嘘寒问暖、无微不至的关心很容易让人往情侣关系上去联想。

心理师：边界不清？

来访者：对的！就是这个。

心理师：这让你想到什么呢？

来访者：情场"小白"遇到情场老手。我就好像一只驯服的会随时被牵去宰杀的羔羊。

心理师：这段感情有诸多不平等的地方。爱情中的"甜味"不仅指它所带来的亲密情感的体验，还有物质和精神上的享受，物质是支撑情感的基础需求，精神是维系情感的牢固纽带。早期父母的紧张关系，遏制了你情感创造力的发展，让你不相信能够凭借自己的能力获得健康的伴侣关系，转而以极端的方式弥补曾经幸福感的缺失。而那个男人，不管是在成熟的年龄上，还是在丰厚的经济上，都成为你最"关注"的人。当你的做法偏离了本心时，追求爱情的"甜味"变成了尝尽爱情的"苦味"。

来访者：这段不平等的感情让我越到后面越心里没底，越没底就越想用付出来证明，之后，我已经分不清哪些是"爱"哪些是"尊严"。

心理师：这也让你越陷越深……

来访者：为了向自己证明我可以被优秀的男人爱，在发现他想让我做他情人的想法后，我居然默认了。我好自卑，我在不断满足对方提出的所有需求的同时，也感受着自己在这段关系中的价值，用倾心的付出去平衡我们之间的不平等，甚至于我曾一度骄傲地认为，我为他付出了那么多，他也离不开我。现在回想这种痴人说梦的想法，一定是哪根筋搭错了。

一个人在成长中，如果他的想象力和创造力被他人剥夺，那么就会失去对自我的信任，这也使得他更倾向于活在他人安排好的圈子或者极力寻找能够提供圈子的人。缺乏主动开创幸福能力的人，总是被幸福所牵制。W今天的痛，也是过去的伤。早期成长中的情感缺失，除了带给她情绪不适的体验以外，还悄然无声地种下"依赖"的种子，成年后，这颗种子也就带她进入一段糊涂的情感。心理咨询是一个学习和总结的过程，无限沉入已然之事的伤痛不利于修复创伤。此时心理师应该引导W在面对过去的情感中学会启发性的思考，化无助为勇气。毕竟学会追寻幸福才是爱情的长久之道。

心理师：你现在看待这段情感跟以往相比会有什么不同吗？

来访者：我之前一直活对自己的谴责中，一直没有下定决心跟您讨论此事，也是担心您会不会评价我。其实，我知道您能够理解我，但它早已成了我的一种思维习惯，一时半刻也改不了。自从当了那个男人的情人，我总担心被人议论，即使这件事不被任何人所知，可我还是会每天听到同事骂我的"声音"，我也知道这些"声音"是假的，但就是在耳边响起，反复回荡，我也因此变得更敏感、更烦躁、更神经。现在再看，我还是会有一些自责，认为自己不该那么做。

心理师：这不是你一个人的问题。

来访者：（沉默。）

心理师：你的家庭背景、对方的性格特质以及对方的成长环境，都是导致这件事发生的原因。

来访者：谢谢您，老师！我以前一直都认为是自己的问题，陷入自责中走不出来。我从没有想过，我还可以放过自己。

心理师：每一场情感都是一次学习，关键是你能够从中学到什么。

来访者：第一个是学会保护自己，不然就会成为下一个边界不清的人。

心理师：（点头。）

来访者：第二个是，关于爱情，我相信只有更好地提升自己才能遇到那个对的人。

心理师：我提出一个假设，如果现在有机会让你重新选择，你还会选择跟他在一起吗？

来访者：这是一个很好的问题。实不相瞒，跟他分开的这些年里，我一直幻想着能与他再次相遇，无论是路边偶遇，还是餐厅相遇……也许我对他还有一丝眷恋？我也怀疑过是不是对他余情未了，是不是还爱着他。细心留意这些预设的相遇场景，它们都有一个共同点，那就是，我想证明没有他，我的生活依旧美好。今天的交流启发我看到这种想法的背后，其实都是尊严在作怪。我为何要花掉宝贵的时间在这些无意义的事情上，而不去做些有意义的事？学习有意义，帮助别人有意义，提升自我有意义，发现下一段情感更有意义。比起单单是为了尊严而去想着相遇，选择做一些有意义的事情，不是更能带给我开心和认同吗?!

心理师：做有价值的事情是获得尊严的一种健康方式。

来访者：如果重新选择，我有一万个理由去拒绝他，我成长了，不再是以前那个需要被保护，满世界找爱的女孩了。如果您问我要不要一开始选择认识他，我还是会选择认识他。所有过去的悲剧才促使了我今天的成长，不然，总是依赖别人，我永远无法看到自己可以创造人生奇迹。

抑郁症患者会陷入对已然事件的纠结与思考中，沉浸于对过去的悔恨和伤痛里。心理学家研究表示，提高个体的认知层面能够有效地改善此类现象。心理师在针对 W 的情感处理上，一直在拓宽她的认知边界，一点点将 W 从自罪的情绪中引导出来。从 W 回应心理师提出的假设来看，她的回答无疑是非常棒的，也是心理师所希望听到的。这不仅体现 W 对情感问题的看法回归了理性，关注了自身成长，不再自怨自艾，也做到对自我的接纳。如果一个人在复杂的事情里能做个明白人，抑郁的情绪还能困扰他多久？

心理师： 你将自己抽离出来，客观地看待自己，这一点很了不起。也说明了一点，你可以是问题的制造者，也可以是问题的终结者。

来访者： 是的！我要彻底地将那个男人从我脑海里踢出去！

心理师：（点头。）活在当下，去感受生活里的其他精彩。

来访者： 是的，当下我还有更重要的事情要去做。以前为别人的感受而活，现在要为自己而活。不过，我还是要对那些曾经伤害过我的人说——我讨厌你们，但这不影响我感谢你们，是你们带给我如今的成长。虽然不敢保证自己能够变得有多好，但可以肯定的是，我在慢慢接受现实。拥抱现实也是智者的一种表现。

心理师： 你生活的核心是什么？

来访者： 平衡。

心理师：内心的平衡？

来访者：还有好坏的平衡，是非的平衡，爱恨的平衡。生活不是非黑即白。

心理师：你说得非常好！理性与感性之间也有一个平衡的缓冲带。

在和 W 的第五次访谈中，心理师还会因为她生活的千疮百孔而感到震惊，每个人"光鲜"的背后都有不为人知的心酸，不禁感叹：生活哪有一帆风顺，人们都是惊涛骇浪中漂荡的一尾小船，能够毫发无伤到达彼岸的人已然是被生活眷顾的幸运儿。

每个人成长的路上都会有伤痛，这就需要我们内心有一个缓冲区，这个缓冲区不仅是在对问题的看待上规避掉非黑即白、非好即坏的认知，还有对理性和感性之间的平衡处理。也就是说，当个体过于感性地看待一个问题时，则需要介入理性的分析，规避感性带来的多愁善感。相反，个体过于理性地看待一个问题，也需要感性上的"照顾"，保持热情的温度。所有心灵的伤痛都需要一个缓冲处理的过程，那些在成长中被缩小或者忽视的"伤痛"，需要被我们看到，不让它一直沉淀结块。看见，是为了让它能够有一个缓冲和递减的处理过程。

活在当下是对过去和未来的缓冲，是对昨天和明天的缓冲，是对现实和理想的缓冲。关注当下，能够让自我变得更充实、更自信。关注当下看到的事情、听到的故事、思考的问题，都是一次感觉、知觉、触觉高度统一的过程，让我们将自己定格在此时此刻，脱离对过去的烦恼和对未来的焦虑，活在当下。再去看待 W 此前所说的因果论：过去的因，造成现在的果；这些果，也会是未来愉悦的因。前因后果，关键在于她是否能够平衡好此刻的自己。

第六章
不！那是另一部分的我

　　有人把心理师的工作视为修正上帝的笔误，而我更倾向于将之视为修正自我的笔误。因为，人生掌握在自己的手中，选择决定命运，自我决定选择，只有在不断地对自我的修正中，才可以创造出更多的绚丽时刻。

看着窗外，空无一人的街头渐渐恢复往日的热闹，这座城市也正在从"创伤"中一点点地走出来。

生存是人类的本能。人们在面对困难时，只要有不惧怕绝境的信心，就会有涅槃重生的可能。面对自身的心理疾病，人们更应该有坚定的自救念头，才可以摆脱痛苦的深渊。

今天的访谈提前了一个小时。三天前，W在邮件中留言自己有一个关于特殊儿童的公益活动需要参加，活动的时间与访谈的时间相冲突。考虑不想失去这次千载难逢的机会，她便请求访谈是否可以提早开始。针对W提出的请求，心理师本着不影响其他咨询计划的原则，给予积极支持。她需要这次社会实践的机会，这对她社会功能中的交流、组织能力的发展，会有积极促进的作用。

上一次访谈中，W自述处在两种极端的情感模式中，一种是因情感压抑导致无法理性分析，随之陷入一段痛苦的感情纠葛。那么，她口中说的另一种情感模式又是什么呢？

来访者：过去有一段时间，准确地来说，应该是和那个男人分手后的半年，我进入一种疯狂的社交模式，频繁地接触外界的人，这些和我接触的人都有共性，男人、年轻、阳光、帅气。我通过社交平台认识一些有趣的男性，然后约会，再分手，继续认识下一位。我仿佛在寻找一些东西。就这样，这种疯狂的模式持续了半年。我曾短暂喜欢过这种模式，但每当我一个人独处时，抑郁的状态就变得更加糟糕。

心理师：你认为是什么原因促使你这种模式的出现？

来访者：不太清楚。

心理师：就像你所说的，你在寻找一些东西。

来访者：在和那些男人的相处中，我感受到了被关注的满足感，体验到了甜言蜜语带来的陶醉感。即使我和他们素未谋面，只是在社交平台上互动，也能让我有种恋爱的感觉。

心理师：这种模式带给你的困扰是什么呢？

来访者：广泛地和男性交往。

心理师：这会让你想到什么呢？

来访者：我这是在自爱吗？我那仅存的一丁点传统理念告诉我，显然不是，那是不检点的行为，在古代，这是会被"浸猪笼"的！

心理师：酷刑是对欲望的"阉割"，从某种维度来说，人的一生，或许就是在跟欲望较量的过程，用于较量的工具，其实就是我们所说的理智。理智高过欲望，就达到克制欲望的目的，如果理智低于欲望，本能便寻求极端的方式去刺激恐惧来克制欲望。所以，当你考虑自己是不是自爱时，也是在进行理智的思考。

来访者：如果欲望没有被满足，还被外界打压，就会引发反抗。您看，古代那些被处罚的女子，她们的行为不也是对集权制度的一种反抗吗？

心理师：你多次提到"反抗"，你认为自己有在对抗吗？

来访者：我觉得自己的行为也是一种对抗，而且这种对抗看上去就是"自毁"，我在惩罚自己，在跟自己对抗。我不明白这是什么原因。

心理师：个体的情感没被满足，或者在情感中受到伤害，将会处在寻求情感和规避情感的矛盾当中，转而会产生一种结合的情感模式，即报复性情感，也称为自毁式情感或断崖式情感。报复性情感主要表现有两点，一是满足自己，二是惩罚自己。报复性情感集中关注于某个不曾被满足的需求，目的性明确，所有动机都基于目标的快速达成。当目标达成后，便会对原有情感失去兴趣，而继续寻找更具有挑战性和刺激性的新目标去执行，循环往复，无法自拔。处在报复性情感模式中的人们，往往认为可以通过惩罚自我得到救赎，但最后还是越陷越深，那时，理智的思考也只不过是一种摆设罢了。

来访者：也许上一段情感中的卑微，激发了我对主导角色的欲望，我变得特别想控制一段关系。

心理师：有这方面的可能。

来访者：那个时候我拼命地跟时间赛跑，不断处在对异性"充满兴趣—索然无味"的重复模式里。短暂且不稳定的关系更是让我对情感不抱任何的信任，我就只想体验那种恋爱的感觉。我有一段时间特别想跳出这种模式，也尝试了很多的方法。比如卸载社交软件，去一个荒无人烟的地方旅游，对了，还有寻求心理医生的帮助，但这些方法都没有帮助我走出困境，最后还是因为乏味了，自然而然停止了。也许当时的那位医生不合适我，我发现心理医生风格的不同，带给我的感受和效果也是截然不同，这可能是您之前说的咨访关系的匹配性吧。找对一位心理师已经可以解决一半的问题。我现在也会跟身边的朋友分享治疗的感受，对他们自我心理健康建设给予一些建议，我也在帮助别人……我好像偏离主题了……其实，我想说的是，经过上次跟您的交流，我更能够接受以前某些不妥的行为，事情已经发生，又何必留在原地。

　　心理师没有打断 W 的陈述，而是让她充分地自由联想，想到什么就说什么。自由联想是精神分析治疗的一种方法，是让来访者处在一个安静、放松的环境里，消除他们的一切顾虑，鼓励他们陈述，随时讲出脑海中浮现出的任何念头、想法、画面，不对所想的内容进行加工、删除、修改，也不考虑所讲述的是否合乎逻辑、是否重要、是否符合道德标准。自由联想绝不是浪费时间，也并非是完全没有意义，它是一个人内心深处的愿望，不经常被人所意识的思想。越是荒谬、不好意思讲出来的事情，越可能对治疗有巨大意义和价值。

　　W 所联想的内容里，始终体现出她有一颗助人为乐的心。

　　心理师：我们内心的一些想法需要被"关心"，而表达就是关心的一种方式。

　　来访者：嗯！回到最初的话题上，有些行为虽然是在不理智的情况下做出的决定，但也是自我疗愈的一种方式。自毁，在那时候，也是我内心的一部分。我做不到将这一切抛弃或者否认，这显得我极其虚伪。不管它给我以后带来了哪些影响，但面对自己，起码没错。不得不说，敢于面对自己，是一件非常不容易的事。

　　心理师：的确不容易，但是你做得很好。

　　来访者：我也这么认为。

心理师： 你和以往相比，的确有了很大的变化。

来访者： 您指的是什么？

心理师： 更能够接纳自己的一些行为。

来访者： 您的意思是不再陷入自责的情绪里，是吗？

心理师： 是的！有些行为虽然现在来看，不太合理，但在当时，你处在那种心力交瘁的状态中，很难再去保持理性的角度看待问题。理性被限制，感性就会成为主导，结果就像你经历的那样。现在，你对事物的认识有了更多系统性的支持。我们今天所做的一切，也是让你更全面地认识自己，去平衡理性和感性之间的关系，不让过去的痛苦继续影响今天的你和未来的你。

来访者： 对的！把精力放在现在和未来，会让一个人感到非常有活力。面对未来，我要做一个知道何事能为，何事不能为的人。

心理师： 会的！你要相信自己可以做到。

来访者： 这段时间，我的家人和朋友都说我焕然一新。我也能够感受到自信为我带来源源不断的生活能量。

心理师： 以前你表面接受某些方法，但并不代表内心真正接受。比如，你接受认识更多男性的想法，但内心又对这一行为进行道德批评。行为上屈服，内心却保持质疑，就很难稳定一段情感关系。如今，你通过培养积极乐观的心态来实现对自己的提升，这一点非常了不起。如果一个人对自己的质疑所产生的伤害超过自我提升的动力，那么也会影响一个人的自信力汇聚。当你放下局部的疼痛，选择从整体的角度去看待伤痛，那么你也会有新的理解。这里的理解是指，你在改善自我的本能动机下衍生出"我的最终目的是成长，而非沉浸于无意义的苦痛"的新思想，不陷入刻板抽象的认识里，化伤痛经历为成长动力。你今天的改变，不正说明你正在成长的路上吗？

来访者：是的，您一直在帮助我矫正偏差的认识，这对我的成长非常重要。谢谢您！

心理师：你应该谢谢自己。她让你打开了心门，才有了今天的自己。

来访者：谢谢我自己。

心理师：如果让你给自己打个分，100分制，你会打多少分？

来访者：75分吧。

心理师：怎么理解这75分，算高还是算低？

来访者：既算高分，也算低分。

心理师：哦？

来访者：我其实可以打到80分，但我还是想给自己75分。

心理师：你对自己很严格。

来访者：算是吧。这个分数跟以前相比，那绝对是高分，我给以前的自己打分"100"。

心理师：100分？

来访者：负100分！现在75分，这个变化就非常大了。

心理师：的确变化很大！

来访者：没有给自己高分的原因是，我相信继续在您的帮助下，自己会变得更好。少5分是因为，5分虽然看似不多，但它带来的成长变化却是非常大的。

这种满意度自评是让来访者对当下自我接纳的感知程度以可量化的形式呈现，一定程度上可以让来访者对当下自我状态的认识有一个明确定量。当W看到上升的分值，提醒自己不总是处在对自我的否定之中，而是已转向了努力肯定自己的过往。当W的目光被美好的事情所吸引时，自身改变的动力又会被提升一个档次，自我修复的能力也就变得越来越强。

来访者：我还有一个地方不太明白。

心理师：请说。

来访者：当我开始不想继续结交异性时，却发现中断这种模式非常难，大脑整天想着认识下一个人，我知道，再这样下去我真的崩溃，但就是控制不住地胡思乱想。这种情况是不是强迫症？

我们在生活中会遇到这样一种现象：当我们在阅读一些书籍或者看到一篇触动情感的文章时，会发现里面的内容映照出部分的自己，或者是曾经某个阶段的自己，而且还是如此相似，这其实是心理暗示所起的作用。心理暗示有积极暗示和消极暗示。如果说积极的暗示能够起到治疗心理疾病的作用，那么消极的暗示就会导致心理疾病的发生。在咨询过程中，任何来访者给自己贴上去的"标签"，都应该引起心理师的高度关注，因为我们不能忽视潜意识的力量。

心理师：你对强迫症有过了解？

来访者：我在网上搜过，如果一个人来回不停地重复同一个动作，反反复复地想着同一个问题，就是强迫症。我重复在断交不断交的思想里，走不出来。

心理师：你还能够感觉到哪些表现符合你认为的强迫症？

来访者：我现在会想到，今天出门时，房间里的空调有没有被关掉。

心理师：好的，还有吗？

来访者：没有了。

心理师：空调有没有关掉，之后呢，你还会想到什么吗？

来访者：就只纠结它有没有被关掉。

心理师：你家里空调的品牌和咨询室里空调的品牌一样吗？

来访者：不一样！我房间里的空调是 X 牌子，其他房间的空调都是 Q 牌子。说到这，倒让我想起买空调时发生的一个小故事……

心理师根据 W 陈述的内容，适当地打断了她的话，以确保咨询计划的正常开展。

心理师：你刚才想到了什么？

来访者：空调品牌勾起了我对往事的回忆。

心理师：那么空调关掉了吗？

来访者：您一提醒，我又开始想这个问题了！

心理师：其实，强迫症属于神经症的一种，它有强迫思维和强迫行为的区分。强迫思维是穷思竭虑地思考一个问题，而且这个问题对个人而言毫无意义。强迫行为，顾名思义是有一个或多个重复动作的表现，这些动作也没有意义。一个人做着没有意义的事，但又必须得这么做，他也就感到了痛苦。

强迫症是指患者反复出现的明知是毫无意义、不必要的，但主观上又无法摆脱的观念、意向行为。它主要分为强迫思维和强迫行为。强迫思维是反复地思虑是不是、要不要、有没有或为什么；强迫行为是反复地回避、控制、检查或确认。强迫症背后的情绪主要是焦虑和恐惧，比如担心自己犯错、失败、生病、死亡，或者担心被拒绝、被否定、被贬低和被排斥。强迫症一般反映了患者内心的压抑情感，比如不满、怨恨、愤怒，当这些情感无法直接表达时，就会转化为回避或隔离。

来访者： 那我这种情况属于强迫症吗？

心理师： 这要看你是否会重复一个观念，还有自己的行为是否有意义。人们的负面情绪没有及时得到合理释放，便会转为一种回避或对抗的力量。

来访者： 的确，我一旦情绪低落，就会重复思考一个问题。现在情绪改善了许多，我也不会太执着于一个问题。比如关空调，想到几次，后面也就忘了。

心理师：（点头。）

来访者： 我觉得考虑空调有没有关也是有意义的。

心理师： 怎么说？

来访者： 它在加强我的环保节能意识。

心理师： 非常好。

来访者： 您前面说强迫症分为强迫思维和强迫行为，它们会同时存在吗？

心理师： 会！强迫症在近些年的诊断中也发生了变化。以往诊断为强迫症需要同时满足强迫观念和强迫行为两个症状，现在只要满足其中一个症状，且每天持续一小时以上，有功能性损伤和个体痛感的不适，就可以定义为强迫症。

国际精神障碍诊断标准第 5 版（DSM-Ⅴ），规定强迫症诊断的依据如下：①具有强迫思维、强迫行为，或者两种都有，在该障碍的某个时间段内，持续地反复侵入不必要的想法和冲动，并试图忽略和压抑其他一些想法或行动来对抗它；②强迫思维或强迫行为每天持续一小时以上或该症状引起临床意义上的痛苦、社会功能化损伤；③该症状不是由于药物、毒品等物质产生的生理反应和躯体上的不适。

来访者： 我的状态也没有达到一小时以上。强迫症形成的主要原因有哪些呢？

心理师： 认知缺乏灵活性、对自我的怀疑、膨胀的责任感、追求完美的心态，这些都是强迫症形成的原因。也有的人是因为强迫性人格特质，他们固执己见，坚信自我。其实，强迫症也不一定是坏事，如果对它加以合理利用，也会让一个人在工作上有卓越成就，在性格上有突出魅力。一些著名的科学家也有一点强迫性人格特质，只是他们具备调整强迫程度和情绪阈值的能力，才显得不那么困扰。从目前观察来看，你的一些想法有意义性，强迫症状不明显。人们在面对外界环境时，如果缺少一个合理的解释，就会在内心里生成一股对抗的力量，这股力量就会导致心理疾病。你的某些想法是由悲观思维导致的，你目前服用的药物也是以抗抑郁药物为主，之后复诊时，你也可以咨询精神科医生，他会更全面地向你解释什么是强迫症。

心理师运用了心理学教育的方式，向 W 解释什么是强迫症。对 W 来说，这次和心理师的交流，也让她获取一份安心。另外，心理师建议她咨询主治医生，是基于心理治疗与精神医学新阶段、新理念、新格局的发展趋势，强调精神医师与心理师是共生的关系。心理治疗无法取代药物治疗，药物治疗也不能忽略心理疏导。目前 W 正服用抗抑郁药物，也在病情恢复的阶段，任何非医学诊断的帽子，都可能影响她状态的好转，也必然引起医生和心理师的谨慎关注。想到那些自己给自己"诊断"的例子，心理师不禁感叹，人的有些行为会受到暗示影响，拿强迫症来说，当一个人认同自己给自己贴上的强迫症的标签时，他在行为上也就跟着强迫化了。

来访者：我现在就能感到内心有股对抗的力量，它在影响着我的情感发展。想爱又不敢爱！

心理师：爱是一种情感驱动力，不敢爱是一种保护驱动力，爱情中的酸、甜、苦、辣可以成为一个人去爱的动力，也可以成为一个人不去爱的保护力。如果你能够在一段情感中找到支持性因素，那么"想爱"与"不敢爱"的内在对抗力量就会发生倾斜，到那时，你再去做出最适合的选择也就不难了。

来访者：其实，我身边还有一位男性，他的存在几乎贯穿我的整个成长历程。我们在同一所学校上学，在同一座城市生活，在同一个国家留学。这些年过来，他一直在追求我，算是最坚定的那种，出于种种原因，我一直没有同意。

心理师：是什么原因？

来访者：我不太确定一旦和他确定情侣关系，我会怎样面对他和自己。

心理师：人们对于自己不清楚的事情，总想试着去弄清楚，你呢？

来访者：如果说之前没同意是因为我害怕在一段感情中受到伤害，那么之后，"情人"的那件事，更让我不知道该怎么去面对他。

心理师：这是你当前阶段最大的困扰吗？

来访者：可以说是。我不知道自己该怎么办才好。他自从知道我回国了之后，依旧想跟我在关系上有进一步发展。这对我来说是一件非常艰难的事情。

心理师：那看看我们能为这件事做些什么。有的时候，我们不知道该怎么办，不是没有办法，而是大脑选择不让自己找到办法。别急，我们一点一点地发现，好吗？

来访者：好的！

W沉默了一会，心理师观察到她在思考着一些问题。

心理师：你现在在想什么呢？

来访者：我们两个人的人生选择方向也不同。大学毕业后，他选择回国创业，正赶上数字化媒体时代的发展，现在事业还算成功。而我选择了继续留在悉尼，工作一段时间后，又去读了研究生。现在回国不久，还不确定接下来会做出哪些决定。

心理师：这些决定指的是哪些方面？

来访者：我是该待在国内发展，还是去国外定居？

心理师：这是你现在考虑的最主要的问题？

来访者：也不算吧！比起未来在哪，我更想知道自己的情感归属在哪。

心理师：你眼里的他，是一个什么样的人？

来访者：他真的是那种非常努力生活的人。他做事有条不紊，而且非常坚定，即使在工作上遇到困难也不会乱了方寸，他很会处理人际关系，所以他能够因人生财。我能够感受到他身边的朋友对他的尊重，也能够看到长辈们对他的喜爱。难道这就是传说中的富贵命？

心理师：你对他的印象很好。

来访者：是的。如果说这个世界上唯一能够找到我的人，也就是他了，我父母都未必能够做到。我在塔斯马尼亚岛生活的那段时期，唯一和我保持联系的人，只有他。

心理师：这样一个重要的人，出现在你的生活里，对你而言，是一个怎样的存在？

来访者：那是一种陪伴的感觉。我们双方父母都是非常要好的朋友，所以我和他很小就认识。两天前，两家人聚餐时，双方父母还在为我们牵线搭桥，弄得我好不自在，一种奇怪的感觉涌上心头。

心理师：那是一种什么感觉？

来访者：内疚。觉得自己配不上他们家的孩子。

心理师：他的父母对你的情况了解多少呢？

来访者：他们都知道我患有抑郁症，都觉得不是什么大问题。不过，他们不知道自杀的事，就连我父母也知道得不多，只知道我不是特别热爱生活。双方父母经常聚在一起，分享两个孩子的成长故事，在他们眼里，抑郁的孩子只不过是还没长大，性格有些任性罢了。我很不理解他们那轻描淡写的态度，真是没亲身经历过，就无法感知到其中的痛。

心理师：是的！有些父母已经习惯了用他们愿意接受的原因去解释一些无法感同身受的事情。

来访者：是的！

心理师：他怎么看呢？

来访者：他倒是有些不一样，对我的状态更了解一些，也知道我有自杀的冲动。他认为我正处在一个艰难的时期，希望能够参与进来跟我一起面对。说实话，这打动了我，但那无边无际的黑暗，还是让我拒绝了他，我不想在沉沦中还带上他。就这样，我一直拒绝，他就一直追求。有一次，我可能是真的不想再拖累他了，就将感情中所发生的事情都告诉了他，包括我和领导的关系，和其他男性的暧昧，我想以此彻底打消他想跟我在一起的想法。

心理师： 这是一个艰难的决定。

来访者： 一点也不错，我做了很久的准备，我一直希望能够找到一种不痛苦的方式去解决那些会带来痛苦的事情，不过，那太难了！

心理师： 你发现没，任何面对自我和发自内心对自己的接纳，都是不痛苦的前提，当你告诉他发生的这一切时，不管结果如何，最后都做到了坦白自我。

来访者： 是的，可以说了解自己和他人最好的方式就是坦白自己。我将最糟糕的一面呈现在他面前后，他的情绪几度崩溃，责怪抑郁症给我带来的伤害。回归平静之后，他仍旧没有选择离开，并且接住了我所释放的一切负面情绪。从那一刻，我就知道眼前的这个男人有些不一样，他让我感到非常好奇。

心理师此时察觉到了 W 希望心理师深度解析这位男士的想法。任何因好奇而产生深入探索的想法都是为了掩盖内心的焦虑，焦虑会衍生出不安、惶恐，那是直击人类内心最深处的对"濒死感"的恐惧。出于对自我的保护，W 本能的好奇感也就油然而生。心理师并未就此展开工作，原因是心理咨询的工作是建立在一定的规章准则之下进行的，这些准则让心理师的工作有章可循。心理学中的哥德奇华原则明确指出，心理工作者不对不在场的对象展开深度解析，因为他们并未和心理师有过任何直接、真实的访谈，得出的结论也就子虚乌有。与其分析一个不在场的人，不如去深度挖掘在场者的真实需求，这会更有建设意义。W 的情感需求需要被她看到，那样才能让她做好自己情感的掌舵者。每个人的成长经历不同，其核心品质的形成也就不同，不管 W 还是那位男士，对情感的理解都有他们自己的核心体系。人们很难用是否幸福来界定一个人的情感，因为每个人的幸福，都有着属于自己的合理机制去支撑，也就更不能去轻易评价一个人的爱情。

心理师：你在一段情感关系中最看重的是什么？

来访者：我也不知道！

心理师：那么，当你看到这位依然没有离开的男士，除了好奇，还有什么感受？

来访者：内心还会出现一股声音——他还是不能完全地理解我。

心理师：有特别深刻的事件吗？

来访者：这倒没有。

心理师：你觉得心理师能够理解你吗？

来访者：您能够感受到。

心理师：怎么说？

来访者：您是我的心理师，能够包容我的任何想法和行为，而且还能帮助我看到曾经看不到的一面。

心理师：事实上，我也做不到完全理解你。你有自己的想法，这代表了你的独特性。我只能说，相比较于他人，我对你心理活动的捕捉更细微一些，更能够感受到你的感受。而这些，都是建立在足够信任的基础上。

来访者：我没有得病之前，很容易相信外界的人和事物。那时候，开心对我而言，是一件多么简单的事，哪有现在这么奢侈。患上抑郁症之后，我爱抱怨，爱计较，也封锁了内心，连同丢弃的，还有对他人的信任，我还认为靠近我的那些人，都是不怀好意……周围的人都是"坏的"，我还怎么能开心得起来？

心理师：这也让你失去了很多维系感情的机会。

来访者： 是的！

心理师： 用一个饼形图来表示你对身边人的信任与不信任，大概的结果是什么？

来访者： 不信任70%，信任30%。

心理师： 亲人？朋友？

来访者： 亲人和朋友都一样，这里面也包括陌生人。

心理师： 如果你尝试信任70%，不信任30%，那么结果会是怎样呢？

来访者： 从来没有尝试过！

心理师： 如果你将对个体的不信任，转为尊重个体的差异性，对他人的观点不妄加评论，不预设，不指责，不评判，那么你会发现人与人之间的关系变得有趣且十分耐人寻味。当然，这里的尊重，不等同于认同。

来访者： 尊重是尊重它存在的客观性，认同是主观上的认可。

心理师： 你解释得非常好。健康的心理是要具有对他人不信任的消化能力，而这份能力又依附于自信力和包容心才能够实现的。你现在正在做这方面的提升，也取得了显著的进步。

来访者： 我比以往更有信心去做好一件事情，所以我也非常愿意试一试。现在再去回想，他也有我信任的方面，比如总是想着保护我，就像小时候我们经常玩的小矮人和公主的游戏那样，长大后，这份保护一直没变。其实，我有时候并不需要他的关注，但也足以理解，他那强烈的保护欲不仅仅是针对我一个人，还有别人。他常年资助寒门学子，虽然人数不多，但这份助人为乐的美德，着实令人不由赞美。这可能跟他成长环境有关吧，他的父亲在部队大院长大，他的很多优良品质可能是从小受父亲耳濡目染的缘故。我在这方面和他相比，就逊色了许多……不过，我助人为乐的习惯，也是受他的感染。说了这么多，其实我知道他的确能够接受我，只是我选择不相信罢了。今天，这种感觉再一次出现，问题是，我还会不会再一次地选择视而不见。

心理师：是的。你又向前突破了一点。

来访者：在这段时间里，我看到许许多多的自己，有好的一面，也有坏的一面，但这些都是我自己，也是我的一部分。

心理师：这些也缓解了你的抑郁状态，现在很少再听到你说"复发"。

来访者：是的。

心理师：你的情绪状态需要间断性评估，以上是我通过和你的交流观察到的结果；访谈结束后，还需要你做一个SDS测试（抑郁自评量表），这样，就会有一个更精准的判断。

来访者：完全配合！

抑郁自评量表是目前临床上使用较为广泛的抑郁症评估量表，它是用于抑郁症筛查及严重程度评定和精神药理学研究的量表之一。在心理咨询的过程中，抑郁自评量表也可以用于衡量抑郁状态的轻重程度及其在治疗中的变化。来访者根据最近一周情况，凭第一感觉如实作答。

心理师：我们继续前面的话题来说一说你的情感价值观？

来访者：这我还真的不太清楚，得好好地想一想，毕竟它决定了我未来的情感是幸福还是苦难。

心理师：你有这方面的认识非常好。

W感情上的困扰，有一方面原因是来自于她对自我认同的不足，这也是前期咨询一直围绕的核心主题。有效的咨询是针对来访者诉求的核心问题对症下药，任何漫无目的地收取信息，游荡在核心问题的边缘，都是隔靴搔痒。从最近两次 W 提出情感话题的探讨可以看出来的是，前期的咨询帮助她激发了对情感的需求，这是一个积极的信号，也是一种有益的改变。稳定的情感价值体系决定着情感的幸福指数，如果一个人没有良好的爱情观，爱情大楼也会在建好后摇摇欲坠。核心的情感价值是什么？如果 W 始终没能弄明白这个问题，那么即使未来幸福已经出现在眼前，她也会因为没有做好充足的准备而失之交臂。

来访者：我还是想不到，它就像是一个盲区。

心理师：好的，我们先从一个游戏开始。

说着，心理师在咨询报告里抽出了一张白纸递给了 W。

来访者：（笑。）我对心理游戏非常感兴趣。

心理师：那很好！请你将自己认为在一段美好的感情中，需要哪些条件和因素都写在这张纸上，它们可以是你看到的，听到的，甚至所有能够想到的。

W 一会儿皱眉托腮地思考，一会儿暗自欣喜地记录，最终在纸上写下了：理解、信任、爱好一致、共同话题、阳光朝气、爱运动、诚实、物质基础、帅气。

来访者：所有我能够想到的，都在这里了。

心理师：非常好。接下来，请你尝试将它们归类，性质相同的可以归纳在一起。

来访者：理解、信任、诚实归为一类，共同话题、爱好一致归为一类，阳光朝气、爱运动、帅气归为一类，物质单独分为一类。

心理师：怎样用一个词语来形容理解、信任、诚实？

来访者：我想用"真诚"可以吗？

心理师：当然可以，那共同话题和爱好一致呢？

来访者：同伴！

心理师：爱运动和帅气？

来访者：吸引力！

心理师：整理一下，最后得出真诚、同伴、吸引力、物质基础四个模块。

来访者：这个游戏很有意思。

心理师：怎么说？

来访者：以前被认为是很模糊的概念，在探索中不知不觉地变得清晰起来了。

心理师：做好进入下一个环节的准备了吗？

来访者：准备好了。（笑。）

心理师：接下来，你需要做的是，将以上四个模块，按照你认识的对情感的重要性依次排列顺序，并说明理由。

W 这次没有表现出对疑惑问题的畏难情绪，而是快速地进入排序的思考中。这个游戏将 W 的情感认识，详细且具体地呈现在她的面前，然后再进行界定归类，每一次的整理，都是一次认识的升级。这么做，让她把自己看得清清楚楚，把爱情思考得明明白白，让纠结不清的情感从此有了一条明确的核心线，不会因此迷茫。

来访者：摆在首位的是同伴，两个人的情感如果没有共同话题作为基础，就会缺少去创造共同经历和回忆的动力。然后是理解，理解是真诚的基石，一个人处在痛苦时，真诚的安慰，是对他心灵上的慰藉，是感情上的赠与，是一个人走出困境的臂膀。接着是吸引力，我们都知道人的容貌和身材会随着岁月流逝而发生改变，但兴趣和理解不会，持续维持一段稳定的关系不是靠双方的外表，而是靠心灵上的感动。最后才是物质，从我个人的角度来看，能够保证基本的物质需求已然是幸福的了，需求越强，压力就越大。人生实难，何苦纵欲？所以，同伴＞真诚＞吸引力＞物质。

心理师：现在感觉如何？

来访者：我的情感思路越来越清晰，我也知道接下来该怎么处理自己的情感了。

心理师：同伴＋真诚＋吸引力＝爱情？

来访者：是的！

每个人都有自己的爱情观。如果你仍旧处在感情困扰中，不妨花上几分钟时间，试用以上方法，去探索内心的情感价值观。就像W那样，在探索自我的同时，她也完成对那位男士的重新认识。情感因素中，亲密（同伴）是爱情中的重要元素，它能让一段感情走向心心相印和心灵感应，它包含着为对方考虑、了解对方、思念对方、相互支持等一系列情感感受，这些感受令人内心舒畅，也让人心情愉悦。承诺（真诚）是爱情中另一个重要的因素，它是维系两个人情感关系的基础，是携手共同面对爱情之路上困难的保障，让彼此成为对方最强有力的精神支柱。激情（吸引力）是爱情的第三因素，它是一种两性相吸的荷尔蒙反应，这种元素代表拥有和保护，是美好感情的润滑剂，情感升华的助推器。以上三种情感因素是一段情感走向幸福的根本。事实上，还有另一个重要因素——可塑性（创造力）。并不是所有的情感都能满足以上三个因素，这就体现了创造的价值，创造代表着学习，代表着改变，代表着塑造。一段美好的情感需要学习如何舒心相处，需要知晓如何适当调整，需要塑造理想的伴侣关系。创造性的后天学习能力可以弥补先天的不足之处。

第七章
我们的收费关系

　　主流的西方心理学理论倾向于把人的发展描述成一条从依赖走向独立的轨道，这条轨道从无数个关系的形成和停滞中发展而来。停滞是一段关系暂时的结束，而心理健康依附于一段健康稳定的人际关系，当治疗中出现"停滞"，意味着来访者进入到成长的波动期。重新定义关系，是为推动来访者从分离走向连接。一旦修通了"停滞"，个体心理的运动和成长就会进入真正的跨越期。

关于心理访谈收费的这件事，有些患者不能理解和支持，将收费作为理由，放弃了心理治疗。西格蒙德·弗洛伊德（Sigmund Freud）曾说过："不收费的心理治疗，对患者是无益的。"心理治疗一定是需要来访者有着强烈的求助意愿，积极配合心理师的工作才会有良好的效果。治疗收费，对来访者而言，本身是一个克服内心矛盾的过程，具有一定治疗的作用。有小部分来访者会对心理治疗一方面助人为善，另一方面收费盈利而产生内心的冲突，也有小部分来访者会随着治疗的进展，开始萌生逾越咨访关系的想法，这里指的是"移情"，体现在不愿付费和讨厌付费设置上，这些现象都需要心理师高度关注。一般在第一次的访谈中，心理师会和来访者就收费设置展开一次交流，当然在访谈的中后期，也避免不了这方面的话题。

已经到了跟 W 约定好的访谈时间，可她并没有准时赶到。这是 W 自访谈以来，发生的第二次迟到。每次迟到背后都有深层的含义可供挖掘，这次也不例外。

心理师： 你今天晚到了十分钟，是因为什么特殊原因吗？

来访者： 没有什么特别的原因，就是迟到了。

心理师： 你对没有特别原因而没能准时参加我们的访谈，有什么想表达的吗？

来访者：（W 露出不满的表情。）又是看法，您总是让我说看法！

心理师： 我感受到了你的情绪，是发生了什么事情吗？

来访者： 最近没有发生任何事情。

　　在咨询中，情绪的表达是非常重要的议题，有时候这会是咨询进程重要的突破点。W 在进咨询室不久就表达出了不满的情绪。遇到这种现象，心理师首先要给予理解，然后尝试跟她讨论不满情绪产生的缘由，是自身发生的事件导致，还是心理师在访谈中激发了她的某个情绪投射点而起，这些都需要考虑分析。每一次不满情绪的背后，都可能潜藏着一个"盲点"。这就需要心理师具备专业的态度，想方设法地将 W 的负面情绪转向对咨询有正面意义的轨道上来。

　　心理师： 当我接收到你的情绪时，作为你的心理师，有两种感受。一种是无助感，这种感觉的由来是，从我们最开始合作的那天起，我一直想尽可能地陪伴你去缓解心灵上的困扰，但显然，我一个人是无法做到这一切的，这需要你的配合。另一种感受是为你高兴，因为你能够将各种情绪直接地表达出来，这不仅说明现在的你有能量和决心去面对生活中的不愉快，也说明你信任我们这段良好和安全的咨访关系。更重要的一点是，你选择将情绪反映出来，没有压抑，也代表着你想要解决它，是吗？

在咨询中，当来访者用弱者的视角去看待自己在咨访中的角色时，内心的强者会驱使他们在这段关系中极力去寻求平衡，他们的某些言行举止就会受到这一心理动机的影响，然后表现出来，反过来又影响着他们的心情。此时，W的不满是希望和心理师之间能够有一段平等的关系。心理师通过情感表达的方式给予她情绪上的积极关注，也强调她在访谈中的重要性，既照顾她对强者角色的需求，又满足她对情感的需求。

来访者：我在来您这里的路上，一直感到脑袋里有一团糨糊。

心理师：现在呢？

来访者：还是有一点。我一直在考虑有些话要不要跟您说。这些想法既跟您有关，也跟我有关。

心理师：我们之前一直都在讨论你的事情，如果你觉得有些话题是和你的心理师有关，我想，这也是非常值得交流的。

来访者：我从最开始的不愿尝试心理治疗，到现在视它为生活的一部分，不得不说，我的确感受到了心理治疗的魅力所在。我开始有了目标，有了信心，也有了抓住人生曙光的勇气。可是，继续往前走，我对这一切的结果又有所怀疑，这一切都是真实的吗？是什么让我做出今天的改变？以前，我宁愿将自己封锁起来，也不愿尝试改变，现在，我真的改变了……

心理师：你对现在的变化有所怀疑，说明之前那段黑暗时期对你造成的影响非常大。

来访者：是的！那的确是一段很长的艰难时期。

心理师：（点头。）

来访者：未来，我自己一人真的可以应对吗？

心理师：你在想以后该怎么去面对生活？

来访者：可以这么理解，这是一个不得不让我去思考的问题。

心理师：是的！

来访者：我每次都是在您的帮助下，才能做到轻松自如地摆脱伤痛，如果有一天没有了您的支持，那么，结果又会是怎样？

心理师：这会让你联想到什么？

来访者：担心，害怕！

心理师：你怎么看待我们之间的关系？

来访者：虽然我们是合作的关系，但您是我的老师，也就存在帮助与被帮助的关系。

心理师：这对你来说，意味着什么？

来访者：它不是一种良性的发展关系。

心理师：怎么理解？

来访者：《礼记》中有这样一句话："来而不往非礼也。"我对这句话的理解是，社会关系是某种程度的人情世故，是在欠人情和还人情的人际互动中进行运转的一种方式，它像一张巨大的关系网，每个人都活在其中，不知疲倦地证明自己的价值。

心理师：传统文化注重个人德行，并且认为只有德行良好的人才有足够的资格索要回报，这些回报的来源包括家国、父母、朋友，符合"忠、孝、义"的思想修为。我们仔细看这句话，可以发现"非礼"是道德层面上对一个人的行为检验，"来而不往"是对一种交互关系的形容。

　　精神分析之父西格蒙德·弗洛伊德早在 20 世纪 20 年代就提出人格机构理论，他认为人格是由本我、自我、超我三个部分构成。人的内心冲突都是在这三个部分互为作用的影响下产生的。该理论的提出，不仅体现出人格的多层次性，而且也指出了人格中的欲望、动机等非理性的无意识因素的存在和影响，大大丰富了心理学的研究内容。

"本我"是人格结构中最原始的部分，它是与生俱来的，包含着生存所需的基本欲望、冲动和生命力。本我是一切心理能量之源，是推动个人发展的基本驱动力。当本我的需求产生时，个体希望立刻满足，自己的行为也将被其支配。本我遵循快乐原则，想象一名儿童，当他想要一个玩具时，受本我需求的驱使，他通过哭闹的方式要求父母立刻满足，完全不理会自己行为的规范和外部条件的困难。

"自我"是指个体出生以后，在面对现实环境中逐渐由本我分化发展出的一个部分。它包含能被个体部分意识到的知觉与思维。由本我而来的各种需求欲望，如果不能够立即满足，个体会自行寻求用现实的方式来缓解本我的冲动，从而带来长久的稳定。自我介于本我与超我之间，对本我和超我的管制，起着缓冲与调节的作用。试想一下，一个人在课堂中，随着课堂的进行，越发地感到饥饿，虽然本我可能迫使他从座位上跳起来，冲到食堂去吃点东西，但自我会引导他安静地坐着，等待课堂结束。

"超我"是人格结构中居于管制地位的最高部分，大约在儿童时期就开始出现。它是个体在接受父母和社会的教育中逐渐获得的。它代表着一个人的良知和理想，限制自己的行为免于错误。被超我人格主导的人们，追求完美，遵循至善，奉行道德支配人性的理念。他们容易为自己的言行感到自豪，但也会容易为自己的言行感到羞愧。因为当自我屈服于本我的要求时，超我可能会让这个人感到内疚。

通常的情况下，只有本我、自我、超我处于一个相互制衡的状态，才能保证人格的正常发展；一旦三者关系失调，会产生内心的冲突及心理的矛盾，严重时，甚至危及一个人的人格健康。

W 对帮助与被帮助的关系的疑惑，从精神分析人格理论的角度来看，其实也是受超我的影响，在助人为乐的道德压力下，她希望建立平等的人际关系来满足自己的期待。当需求未被满足时，其内在动机的抑制，让她产生关系动摇的想法，这里就能解释 W 为何一开始就对心理师有不满情绪。这种现象，如果不做妥当处理，后果不是咨询计划停滞那般简单，甚至以往获得的治疗成效，都将前功尽弃。

来访者：我们的关系是一种交互关系。

心理师：或者说，是一种涉及心灵深处的交互关系！

来访者：认同！

心理师：既然是交互关系，也就是说，我们之间存在着潜移默化的互助。

来访者：我还是感受不到这段交互关系的平等，能够体会到的，都是您对我的帮助。

心理师：在我们每次的交流中，除了我在协助你，你是否也在帮助我呢？

来访者：嗯？这个问题我需要回答吗？

心理师：是的！

心理师的言语中透露出一种坚定的态度。在心理访谈中，平和而又温柔的语气，已经成为心理师同来访者对话的一种常态，但这并不代表访谈中就不会有"强硬"的时刻。它们会在咨询中需要的时候，及时被心理师调取出来。这种"强硬"的态度，不仅对来访者有正向积极的暗示，还能够引导他们对问题进行认真思考。自我认同感较低的人，部分原因是在整合认识自我的过程中，受到负面暗示影响太多，比如"我认为自己不行""我没有那么重要""我怎么可能做到"等，这些负面的暗示不仅会挫伤一个人的自信心，还会让一个人默认了自己的无能。越是负面暗示，越是可怕、质疑，越是给心理疾病留下了可乘之机。此时，心理师的肯定言语，是为了缓解 W 在负面暗示下产生的焦虑情绪。只有帮助 W 建立正向自我暗示的认同机制，她大脑中的认知和分析能力才会运作起来，潜能才能被最大限度地开发。

来访者： 我在帮助您继续学习……继续提升专业能力……是吗？

心理师： 这些都是正在发生的事实。

来访者： 我们彼此各取所需，成全了对方的价值。

心理师： 是的。交换的过程中，双方都实现了自身的价值。

来访者： 这是一种交换！我现在才能够真正地明白您之前所说的合作关系。共赢，才是真正的合作。

心理师： 社交的本质，其实是一种资源的交换。当然，你帮助我的，远不止以上这些。每个人身上都有值得被他人学习的地方，比如，你对澳大利亚文学的见解和感悟，也促使我对一个陌生的国家产生了浓厚的兴趣。最近，我正在阅读一本书，名叫 *The Land Before Avocado*（Richard Glover），它让我从另一个角度认识到人类的文明进程已经走了很远。多种文化与心理学的融合，也让我跟一些爱好文学的来访者之间的沟通变得丰富多彩，让我的工作方式不仅限于一种模式。还有，你的生活经历、情感经历、留学经历，这些都引发了我对自己工作的意义的思考，以及坚定协助来访者走出生活困境的决心。这些对我来说，都是极为宝贵的经验和收获。

在实际的咨询工作中，心理师会经常遇到来访者以现实的问题不停追问的现象，虽说每个问题的背后，都隐藏着治疗的价值，但能否发现这层意义，则需要心理师用纤细之心去抽丝剥茧，全局之眼去观察局势，谨慎之口去给予引导，聪慧之耳去抓住时机，夯实之技去稳定内心。心理师需要秉持将来访者的成长纳入自己灵魂深处的意识态度，杜绝因为个人膨胀而产生上帝视角。这种自认为无所不能的自恋状态，会将咨询的工作和来访者无情地推向远方。

此处心理师采用了自我暴露技术，适当地公开自己的部分经历与 W 分享，带动 W 在访谈中对自己的感觉、想法与行为后果有进一步了解。W 化被动接受观念为主动思考观念，认真梳理清了自己在帮助者与求助者的问题上的认知脉络，摆脱了主观的局限，看到了事情的真实面貌。在前半段的总结中，W 自诉已经解开了束缚已久的"关系"心结。访谈还在继续，接下来，心理师将主动邀请她进入另一个意义话题的讨论——付费。

来访者：我从来没有想过自己会带给您这么多的帮助和影响。在我的世界里，一直认为只有别人可以帮助我、影响我，微不足道的我，又何德何能可以去影响别人？"悲观思想"几乎夺走了我全部的快乐，为什么只可以是别人影响我，而不可以是我影响别人呢？

心理师：任何一个"为什么"的背后都是因为缺少一个新视角的支持。当你具备了对问题的深入解读能力后，你就会发现自己不再继续陷入极端追问"为什么"的状态，而是转向"我可以"的新思维模式。

来访者：对的！

心理师：其实，你对我的帮助还有一个方面——带给我工作薪酬。

来访者：啊？

此时 W 的表情略显惊讶，并陷入了一小会儿的沉思。

心理师：心理治疗是来访者以"租用时间"的方式换取心灵抚慰的精神服务，既然是"租用"就会涉及"费用"。

来访者：是的，这个问题也一直困扰着我。我一度认为我们之间只是金钱关系，我付费给您，您帮助我走出抑郁。

心理师：我能够理解你的想法。

来访者：（点头。）

心理师：这会带给你什么困扰吗？

来访者：我担心我们之间的交流，会受到金钱的限制。

心理师：你是说，限制了你的表达？

来访者：是的，在跟您的每次谈话里，我会思考自己的有些话，是不是受了这种限制，而被动地说出来的。

心理师：能举一个例子吗？

来访者：比如，因为跟您的交流是需要收费的，所以我不可能将一周内发生的所有事情都说出来，那会花掉非常多的时间，那么，我就不得不去挑选一些话题跟您交流。

心理师：你发现挑选出来的话题，有什么共性的地方吗？

来访者：比较重要？或者比较紧急？

心理师：是的。在有限的时间里，你会去提前准备一些必要的或者最想交流的话题，那些没有被你挑选到的话题，在被你删除时，可能就已经得到了解决。而且，你在重要的话题中所汲取的经验和收获，也可以帮助你去解决其他的问题，不是吗？

来访者：的确有这种感觉！我都知道怎么去调整情绪了，难道还会担心因为一件小事而生气吗？

心理师：是啊！

来访者：不过，我内心还有另一种想法。如果我想早点结束我们的谈话，您会不会不开心？

心理师：我们每一次交谈的时间并不一定就规定在 50 分钟，可以是 40 分钟，也可以是 30 分钟，甚至还可以是 5 分钟。

来访者：5 分钟？

心理师：我用一位人物作为引入，他被尊称为后现代心理学最后的大师，法国著名精神分析师——雅克·拉康。那时曾有这么一句话来赞美拉康对法国心理学的影响——在拉康之后，一个法国的知识分子，如果没有被精神分析技术分析个几十次的话，那他真的不配被称为知识分子。这位极具影响力的心理大师，他的一次治疗时间就设置为 5 分钟，但费用还是按 50 分钟来收取。这听起来有些难以理解，但的确有着现实依据作支撑。拉康认为，来访者从家到他这里需要花一个多小时，在对方出门的那一刻，就开始要想好怎样和他说话，所以治疗是从家门口就已经开始的，在来访者回家的一个小时里，对方还会思考和他交流的这五分钟的内容，来访者的潜意识依旧在跟他对话，看似整个治疗只进行 5 分钟，其实贯穿近 3 个小时。当然，最后的大师也不是任何人都可以去模仿的。根据科学研究证明，一个人在另一个人身上的注意力集中的时间为 50 分钟，所以这也是心理治疗设定的时间。但这也是因人而异，如果咨访双方在交流中都能够全神贯注而不感到疲劳的话，访谈时间也可以控制在 1 小时以上。

来访者：心理治疗中的每一个细小的设定，都有其意义和缘由。

心理师：是的，之前我跟你父亲有过一次电话交流，虽然时间不长，但也可以看作是一次辅助治疗。

来访者：我明白了。您的解释让我意识到了自己某些想法的由来，是出于对事物的主观判断，才模糊了视线，早早下了一个结论。

心理师：你现在会怎么处理模糊的事情？

来访者：将不确定变为确定，可以向他人了解，也可以自己学习。

心理师：表达是将不确定变为确定的开始，你反映出了问题，也是为自己赢取了处理它的机会。

来访者：（笑。）这更加坚定了我勇于表达内心想法的决心。

访谈进行到这里，并没有结束，W将咨访关系理解为金钱关系，背后的本质是什么，还需要心理师进一步地挖掘。

心理师：你认为一段关系建立在金钱上，意味着什么？

来访者：这段关系终会有结束的那一天。

心理师：这会让你想到什么？

来访者：我担心这段关系一旦失去，就没了支撑。

心理师：是的，我们会有咨询结案的那一天。任何关系的终止，并不代表永久的完结，如果你细心留意，你会发现它会以另一种积极的形式出现在你生活的各个方面，你在这里所学到的内容和方法都会被你运用到未来的生活中去。当我们结案的那一天，我相信你会带着更美好的心态去展望未来，你会比现在更有信心，做好更充足的准备。

来访者：能够带来长远影响的关系，并不意味着结束。

心理师：是的！

来访者：人生有始有终，世界万物都处在变动之中。俗话说，变化是生活中唯一不变的东西。

心理师：我们所追逐的生活梦想，其本质就在于此。唯有接受变化，才是不变的生存法则。如果你能接受"关系是变化的"这一观点，生活中你就会多一些坦然，人生的旅途就会完美地展现在你的面前。

来访者：那样我们也会感受到人生百态，世界多姿多彩。

心理师：拒绝变化可以成为你不想踏上人生旅途的理由吗？

来访者：答案当然是不可能！

心理师：生活在向你发去邀请，我想你会乐此一行。当然，在你还没有做好充足准备的情况下，我们的交谈也会持续进行。我也保证会尽最大努力，暂时与你一起共同面对生活上的问题。

来访者：好的！

针对 W 对咨访关系结束的担忧，心理师选择去引导她正视终止的事实，直视焦虑的事件。焦虑，是源于对情绪的回避和否定，焦虑认同治疗法认为，一个人应该学会直视自己的焦虑。人在面对焦虑时，本能地想要回避，因为这些焦虑的背后是巨大的恐惧。恐惧会激起内心众多的防御机制，防御是情绪压抑的开始，也是心理疾病形成的诱因。直视焦虑，是建立一个压力的缓冲区，是不断将未知纳入一个人的心智，是成长中走出舒适区的必经之路。

此外，心理师运用焦虑认同技术，并不是只看重此项技术的意义作用，还有心理师对心理工作主旨的践行。一个负责任的心理师，应本着让来访者最终形成独立意识，成为自己的人生领路人的终极思想，去引导来访者成长。而不是让来访者处在对心理师的依赖中，失去对未来独立生活的信心。心理疾病的产生，有一部分原因是个体内心并未在严格意义上切断对父母的依赖，心理咨询是寻找一个新的稳定关系，进行链接处理，然后培养个体内心独立，最终退出的一个过程。心理师需清楚认识到自己在咨访关系中的职能，才能更好地帮助每一位来访者。

W 对心理师产生了部分依赖。关于依赖的理解，心理师认为在前期的咨询工作中，面对自我动力缺乏的 W，建立适度的支持关系，能够有效推动她参与到咨询计划中，从 W 反馈的效果上来看也的确如此。她借助心理师的支持，慢慢改善自己的抑郁状态。这是积极的一面，但是，如果她将心理师的支持变成她长期的依靠，从长远发展的角度来看，势必起到消极的影响。此时，心理师引导 W 直视问题和焦虑，犹如一剂"预防针"，也让她为后期的咨询工作做好心理准备。

来访者：其实，在和您交流中，我偶尔会出现和您做朋友的想法。这可能是因为我想保护这段咨访关系吧！

心理师：心理治疗中，收费的设置其实就是对关系的保护。任何一段关系如果没有相对的制度约束，也缺少互为动力和收获的基础，那么也就不会有权利和义务的认识。

来访者：非常认同！

按照国际惯例和行业规范的规定，心理治疗是不可以免费的。原因一是，心理治疗工作是一项有偿服务，心理师在帮助来访者解决心理问题的过程中，需要付出劳动和时间，理应获得报酬，而且心理师长时间的学习以及能力的提升，都需要大量的精力和经济的投入。原因二是，收费有利于建立良好的咨访关系。来访者愿意接受收费的心理治疗，本身可以提升求助动机，代表着诚意与信任，同时也建立了同等的责任和义务，清晰了边界关系。不收费的治疗，很容易让来访者与心理师之间产生模糊不清的咨访关系，甚至移情到咨访关系以外的不利关系。这对心理师来说，容易产生疲劳，从而影响治疗的效果。原因三是，付费代表解决问题的承诺，体现一个人对自身问题的重视程度，不会出现想治疗就治疗，不想治疗就不治疗的无规则现象。在有规律、有计划的培养中，来访者也会渐渐提升自己解决问题的动机意识和责任义务。

W 想和心理师成为朋友，这是一种移情的表现。移情，是将过去的一段情感记忆，转移到心理师的身上，通过逾越咨访关系，来建立一段新的特殊关系，以此提升对未来的信心，这是非良性的表现，也是不健康的做法。W 的移情来自于她对事物的认识与情感结合的矛盾导致，应及时进行调整。

心理师：你想要保护这段关系，也是跟我们今天讨论的两个话题有关，一个是帮助者与被帮助者，另一个是收费关系。这两个问题被我们清晰梳理后，你会对"保护"有新的理解吗？

来访者：会的，我现在更倾向于以合作的方式来保护我们之间的关系。

心理师：又有一个问题在我们的合作之下，被很好地解决了。

来访者：当您前面说到一段健康的关系是需要识别个人的责任和义务时，我也产生了一些触动。

心理师：哪些触动呢？

来访者：每个人都应该承担自我成长中本该属于自己的责任，履行责任是对一段关系的保护。尊重一个人原有的生活方式也是一份责任，而且还能给予对方心灵上的支持。

心理师： 这句话听起来非常美。

来访者： 上周的公益活动让我尝到了责任的滋味，它有点淡淡的清香。

心理师： 嗯！非常形象的比喻。

来访者： 那是一群可爱的孩子们，他们没有像常人一样的健康身体，上帝夺走了他们去看、去听、去说的机会，不过，好在还是赋予了他们一颗颗可以敏锐洞察万物之美的心灵。我喜欢他们脸上的天真容颜，真的可以治愈一个人的心灵。我第一次听到别人用甜美的声音叫我"老师"时，别提内心有多么激动！我想带给他们更多的欢乐，为他们做更多的事情。不过，我很快打消了这个念头。因为，我意识到自己应该把他们当作常人去关爱，那是对他们最好的尊重，也是他们最需要的认可。他们不需要同情，就像我不需要"否定"一样。

心理师： 你为自己赢得了尊重和赞美，生活不是只在乎拥有什么，也需要发现到自己正在做着什么。当你开始尊重他们的时候，你能够感受到自己有什么变化吗？

来访者： 活力，有了活力。

心理师： 这些生活中所产生的活力，会推动你继续前行。

来访者： 是的，我在去见这些孩子们之前，一直提醒自己要带给他们积极向上的能量，我发现，这也会让我变得有力量。

心理师：（点头。）

来访者： 我跟他们分享了糕点，这些糕点都是我通宵做出来的。在他们老师的帮助下，我知道了每个小朋友最喜欢的小动物是什么。于是每个糕点都做了他们喜爱的动物图案，让他们自主选择。这也是最让我兴奋的事。我还跟他们分享了《老人与海》，鼓励他们努力前行。在那段难忘的时间里，我能够感受到自己与他们融为一体，他们是身体残缺，我是心灵"残缺"。

心理师看到 W 的眼角挂着一丝泪光……

心理师：你将自己视为一个"残缺"的人，进入到了他们的心灵世界。这一点让我有些惊讶，也让我想到，每一个情感和想法的流露，其实都是为了更好地感受他人的需求和希望。你能够看到他们对生活的热爱，这已经非常了不起了。这种"看到"的能力是因为我们有一颗"残缺"的心灵。你所说的心理"残缺"，其实可以理解为曾经的某种伤感记忆，当你学会在一些特殊场合有效运用它时，你会发现它并非只带给你伤感，还会让你充满激情地去感受他人的情感，拉近你与他人的距离。

来访者：难怪他们都特别地喜欢我。

心理师：你给予了自己的情感，收获了他们的接纳。

来访者：这就是有情感的讲故事和没有情感的说故事的区别？

心理师：是的！

来访者：不管是什么情感，只要运用好，都可能成为帮助他人的力量。

心理师：对的！

来访者：我看到自己的力量，也会发现别人的力量。原本我认为他们需要帮助，甚至，希望通过额外的关心来支持他们。其实，这样做无形之中忽略了他们本就具有的自强和勇敢。所有的帮助，如果不是对方真实需要的，就独断专行地给予，都是剥夺他人的尊严。不为一己私欲去保护一段关系，也是对他人最坚定的信任。

心理师：你总结得非常到位！

来访者：今天迟到的十分钟，请算在访谈时间里，我理应为自己迟到的行为负该负的责任。

佛学中有"助缘"一说，按因果论来讲，它是让"因"成长为"果"的必要条件。简单说，这是一切事物生发的辅助条件。世间之人，免不了人际间的施助与被助。帮助的背后，蕴藏着足以改变一个人一生的力量。我们可能会有这种感觉，当我们信任别人的时候，也会被别人所信任；当我们怀疑别人的时候，也会被别人所怀疑；当我们爱的时候，也会被别人所爱；当我们恨的时候，也会被别人所恨。这就是经常被人们提及的互惠定律。帮助别人也是相互的，当我们在帮助一个人的时候，也会被对方帮助。但也有一种现象，有些人觉得帮助别人不难，但真诚接受别人的帮助却很难。因为，当一个人将寻求他人的帮助视为带给他人烦恼时，就会对自我价值产生偏低定位，最终的结果也是自我孤僻、远离人群。如果这类人群转变已有的认知去思考，结果会有所不同吗？我想答案不会太差。从生理学上理解，一个人在施助的状态下，体内会分泌令人快乐和兴奋的多巴胺物质，能够提升一个人的幸福感。换句话说，当一个人提供别人帮助自己的机会时，其自身也是在变相地帮助他人。一段良好的人际关系不仅需要帮助他人，也需要真诚接受他人的帮助。

第八章
人生的选择

　　耶稣曾对众人说：若有人要跟从我，就当舍己，天天背起他的十字架来跟从我。因为，凡要救自己生命的，必丧掉生命；凡为我丧掉生命的，必救了生命。人若赚得全世界，却丧失了自己，赔上了自己，有什么益处？

选择，说来简单二字，但事实上，它那沉甸甸的重量，足以压得每个人喘不上气。人生，往往都是在不断的选择中慢慢成长。无处不在的选择，就像一个个人生驿站，供我们休息和思考，然后再做出决定。最终，人的一生是快乐多，还是坎坷多，就在这两字之间。而正因为选择会带来如此大的差距，很多人在面对它时，将自己被动交出，给了生活决定自己的机会。

　　心理师："假如现在爆发了世界大战，而且还是全球核战，全球的火山都一起喷发，巨型的海啸淹没所有城市，地球的生物全部灭绝，这些可怕的事件，虽然对人类来说是灾难，但对于浩瀚宇宙而言，别说地球没了，就算银河系消失了，也只不过是芝麻小事，万物依旧。地球微微颤抖，就会有无数人像蝼蚁那样卑微死去。人类太渺小了，甚至无法掌控自己的生死，还有什么是可以自己选择的呢？家禽也有生命，它们也有生存的权利，为什么它们最终还是被人类无情地送去屠宰场，任由自己的生死掌握在人类的手上！"

来访者：这是我上周记录的一些想法。

心理师：我们一起来探讨下？

来访者：好的！这些突发的想法都会被我记录下来。我知道这些想法看上去有些问题，但还是控制不了它们的出现，更不知道应该如何去应对。

心理师：你觉得这些想法有哪些问题？

来访者：听上去都比较悲观。

心理师：（点头。）这些内容好像都跟"自由""选择"有关。

来访者：是的，人们做不到自由，也做不出选择。

心理师：个体是具有自由意志的，可以自由控制和支配自己的身体和心灵，还有思想。

来访者：偶尔思考这些问题，会让我陷入短暂的焦虑，一些突然闯入的想法还是会困扰着我。

心理师：你认为你现在最需要做的是什么？

来访者：我需要安稳，就必须掌握更多情绪管理的方法，这样我就可以和那些强大的外界力量进行对抗，也就不会陷入对事物无法掌控的不安之中。

心理师：掌控＝安稳？

来访者：是的，起码我是这样预期的。

心理师：那么超出预期以外的，都有可能会成为不稳定因素？

来访者：对的！

心理师：你预期的目的又是什么？

来访者：更合理、更灵敏、更准确。

心理师：那么，它们带给你所希望的安稳了吗？

来访者：当然没有！因为我还没有彻底习得对生活掌控的能力，如果做到了，我会比现在更快乐。不是吗？

心理师：我无法回答你的问题。

来访者：为什么？

心理师：因为那是你的人生，我不好评价。

来访者：也是！

心理师：掌控，除了能够满足你对理想生活的期待以外，还带给你什么？

来访者：达不到目标的痛苦！

心理师：雪崩前，没有一片雪花是无辜的；痛苦前，没有一个极端思想是能脱得了干系的。

一切痛苦的本质，都是对自己的无能感到愤怒的表现，这就解释了为什么所有的抑郁症患者，都处在无尽的伤痛之中。当一个人在生活中遭到不公平的对待时，若无法有效地释放反击能量，便会生成自责。自责是达到"理想自我"的一条快速通道，它可以提醒一个陷入困境的人，"你的行为虽然未能达到，但思想依旧'高尚'"。这种降维的安抚，有人也会为之着迷，并通过不断提升对自我的要求，来达到心灵上的某种慰藉。最后，自我要求被提得越来越高，行动也越来越滞后，如此循环，就形成了痛苦。根据 W 的描述，心理师还是能够觉察到极端追求的思想对她生活的影响，掌控欲就是绝对思维下的产物，如果对其进行更多的良性认知上的引导和明确方向上的指引，W 的心理状态会变得越来越健康！

来访者：我注意到您刚才说的"极端思想"，掌控感是在这种思维模式上产生的吗？

心理师：当你想要掌控自己的生活，想要释放内心所有的欲望时，你会发现，这一切很难如你所愿。人们在付出无果的情况下，会堆积情感欲望，控制欲也会变得更加强烈。新一轮的反抗，产生新一轮的痛苦，很难不让人们将自己往"被生活所控的无助者"上面去联想。这些控制想法的背后，是人们不愿看到的无能、无助。最后，控制成了被控制，也就有沧海一粟的悲观感叹。

来访者： 我现在还会因为一些需求没被满足，进入不开心的"婴儿模式"，也就是您之前提过的"本我"状态。本能的欲望让我无法快速地去对自己的情绪赋予理性的思考，便无缝衔接地进入焦虑状态，等到理性回归时，又会因为先前一些荒谬的想法，陷入无尽的自罪情绪。我该怎么办呢？

心理师： 你需要掌握解决问题的硬能力＋软能力。

来访者： 硬能力我大概知道是什么。它是一种在现实自我能力的基础上，对问题解决的坚定决心和必胜心态。这里面就包括一个人对自己的超高期待，硬能力可以理解为高要求、高标准。

心理师： 没错！你现在就处在这种状态里。

来访者： 那软能力又是什么呢？

心理师： 两个字，"无为"。

来访者： 怎样才能做到"无为"呢？

心理师： 顺其自然，顺着事物本来的性质自然发展。比如简单的事情做到尊重它们的简单属性，因为有些事就是可以很简单地给出结果，繁复的思索将会让易变难，扯出一些不搭边的新问题。复杂的事情尊重它们的复杂属性，因为有些事情就非常复杂，一味的简化只会将难变乱，疏漏掉重要的信息。顺事情的性质发展，才能游刃有余，做到更专注地思考。

丰子恺先生曾在《自然》中写到："只要是顺其自然的天性而动，都是美的姿态的所有者，都可以礼赞。"

"顺其自然"四字几乎包含了人类所有的智慧。①不抱怨生活和自我。认同"当下"是生命最好的恩惠。一个人能够做到"臣服"于"当下",才能享受到此时此刻的意义与价值。当 W 无法聚焦于当下时,执着追逐无意义的意义,这样总是会让她透支自己的情绪。②遵循自然的规律法则。人类的发展都是顺应自然的趋势,就像进化产生了高等动物和低等动物的区别,遵循自然的规律是上等的智慧。当 W 遵循了自然,她也就不会因为太多的事情而去多愁善感。

心理师: 为了方便你理解,接下来我们用一个游戏来切入。这里,我想请 Y 女士(个案管理助手)一同协助我们去完成这个游戏。你也认识她,在我们的咨询计划中,她也会根据实际情况的需求参与其中。

来访者: 好的,她也是一位善良且温柔的人。之前跟她的交流,也让我感到很愉悦。

Y 走进咨询室。

心理师: 接下来,我们将进行角色扮演,W 扮演目标者,Y 扮演干扰者。我会在你们面前的书桌上,放上一支铅笔,游戏的任务是目标者拿到这支铅笔,做到这点并非那么容易。过程中,目标者会受到干扰者的阻碍,干扰者会紧紧地抱住目标者,想方设法地阻止目标者拿到这支笔。我们可以将干扰者视为生活中的困难,困难是在不断变化的,所以,当 Y 抱住 W 时,要带着对方在整个咨询室里任意移动,体现困难的变化性。我是观察者,会筛选游戏中重要的信息用于讨论。大家对自己扮演的角色了解了吗?

来访者/干扰者：了解！

游戏一开始，目标者就努力地挣脱干扰者设置的"枷锁"，使出浑身的力气向笔的方向移动，干扰者也不甘示弱，紧紧地抱住目标者朝着相反的方向移去，双方争得面红耳赤。目标者离目标物越来越远，身上的"枷锁"也越锁越紧。

心理师：好的，我们保持住现在的姿势，分别分享角色带给你们的真实感受。目标者，你在努力地靠近这支铅笔，是吗？

来访者：是的，但是很难。我越是用力，干扰者抱得越紧。

心理师：还会给你留下什么感觉？

来访者：双臂一阵一阵的疼痛。

心理师：痛！干扰者，你有什么感受呢？

干扰者：每当目标者挣扎时，我会在受力的刺激下，竭尽全力地去限制她，带着她向相反的方向移动。

心理师：你会因为干扰者的挣脱，而抱得更紧吗？

干扰者：当然会！这是我的职责，我也的确是那样做的。

心理师：刚刚我们模拟的是一种矛盾对冲的状态。当目标者受到需要和欲望的驱动时，会去执行一个行为或是目标，驱动力（目标）受阻力（困难）的牵制，就想着挣脱，牵制力（压力）也随之变得越来越大。接下来，我们继续后半部分的游戏，将"顺其自然"加入其中。这里有杯 W 还没喝完的咖啡，W 可以一边喝着咖啡，一边体验顺其自然的状态，任干扰者将你带去她想去的地方，不与其对抗。我们看看这次的结果会有什么不同。

最终，目标者拿到了目标物。目标者在干扰者的带动下，在整个咨询室里漫无目的地走动，自然而然也就靠近了目标物。整个过程没有丝毫的对抗，而且，还是那么简单、容易。

心理师：顺其自然的状态是一种怎样的体验呢？

来访者：我放松后，所有的注意力都聚焦在这杯咖啡上，细细地品味咖啡的味道，发现其实苦涩中会有一丝香醇在滑动。其实我很喜欢喝咖啡，但已经很久没有像今天这样放松地去感受它的存在了。我一边感受着，一边想象着，无心对抗，也就没有疼痛，自然而然地拿到了这支铅笔。这是怎么一回事？

心理师：我们一起听听干扰者怎么说，也许答案在她那里。

干扰者：目标者没有用力，我的"使命"也就没有用武之地，只能在整个房间里漫无目的地游走。

心理师：你在游走时，心里在想些什么呢？

干扰者：想着去寻找那些想和我对抗的力量。

来访者：干扰者对外来的对抗力量感到很兴奋？

干扰者：是的！

心理师：那些被它们视作成长的养分。

来访者：我明白了！有些关系，越是想要抗争，越是容易受伤。

心理师：生活就是一道关卡接着一道关卡，我们总是确保自己能够顺利地通过每一道关卡，担心人生犯错的想法让我们的生活看起来充满了警惕与紧张。如果我们能与困难共舞，是不是可以轻松前行？这就像坐在一艘皮筏艇上，沿着峡谷漂流而下，当遇到岩石和湍流时，保持平静，自然让水流把自己带到下游。但遗憾的是，人们惯以被教导去和那些痛苦做斗争，忽略情绪才能显示一个人的坚强。这些观念很容易导致抑郁。

来访者：控制等于被控制！

心理师：不知道你有没有发现，我们从小就学会了一项生活规则——要么去控制情绪，要么去承担情绪。生活教导我们，糟糕的情绪对我们有害，我们的目标是要控制和彻底地消灭它。然而，现实告诉我们，情绪不可能被彻底控制，当我们试图控制它时，它会反过来控制我们。而当我们试图逃离某些情绪时，我们也将失去获取情绪背后的重要信息的机会。

来访者：（沉默思考。）

心理师：无为并不是一种无所事事的状态，也不是一种坐享其成的心态。它是尊重内心界限，放下内心的控制欲去享受生活的一种状态。

无为，是"夫物芸芸，各复归其根"的一种回归自我的心态。无为，是顺势而行，顺人而为的遵循状态。在这里，无为更多解释为有尺度、有韧度、有空间的生活态度，不将自己带入偏激思想之中，也不让自己困于无助之境。当我们开放地看待身边正在发生的事和物时，会发现生活原来是可以慢下来的，也会发现所有一切也是能变得风轻云淡的。我们可能已经习惯了生活的平凡，但又接受不了这份平凡，于是不断通过追求自我的完美和物质的充裕，来获取内心的充实，却不知自己早已成为欲望的傀儡。我们被无果的追求蒙蔽了双眼，也忽略了对心灵的感受。或许，生活有时候并不是要告诉我们得走多快，而是要我们学会如何去慢，在慢中去体会生活的美感，在慢中寻得一片安宁。

来访者：人们常说"戏如人生，人生如戏"，通过真实地体验一次角色扮演，我才知道戏中的情感是如此丰富。我多次从别人那里听到"对抗会让你伤痛"，但那些声音远不及这一次亲身体验来得深刻，我能够充分地感受到角色带给我情感和行为的变化，仿佛在提醒我："嘿！前面的路都行不通了，你不打算转个弯?"

心理师：（点头。）另一条路上也会有不一样的风景。

来访者：感谢 Y 带给我这一次美妙的互动，让我深受启发。

干扰者：谢谢！

　　无论人们如何尝试，也很难用和谐一词来描述我们所面临的环境，细心留意，到处都是冲突、对抗的证据。爱与恨、压抑与突破、创造与毁灭……种种对立让人们总是处在矛盾之中。其实，深入分析，人性中固有的破坏性冲动总是力求宣泄，所有这些破坏性冲动要么施之于外界，要么施之于自己。这就产生了各种形式的与他人的矛盾、与自我的矛盾。在角色扮演中，心理师邀请 Y 扮演与 W 对抗的一方，让 W 形象地感受到自己思想和行为上的对抗、自身和外界的对抗。冲突之后，心理师引导她采用"冲突—对抗—放松—转化"的应对理念，回归内心的宁静，以此完成对自我的发展。该理念的运用，取代了 W 以往"冲突—对抗—压力—否定自我—抑郁"的应激模式，而这一模式也是导致她产生恐惧与不安情绪的"祸根"。

　　任何一个明确且可行的目标计划，都是一块肯定自我的基石。关于"选择"的讨论，接下来，心理师将用沙盘治疗的技术，带领 W 探索内心深处的人生抉择。沙盘治疗也被称为箱庭疗法，它是通过来访者在箱庭（沙盘）中任意摆放沙具（人物、动物、植物、交通工具等），投射出其心灵世界，心理师再根据对沙具象征意义的解析，帮助他们深入挖掘潜意识里的思绪活动，回归心灵深处。

　　W 的沙盘，有三座大小不一的岛屿，最大的岛屿和最小的岛屿

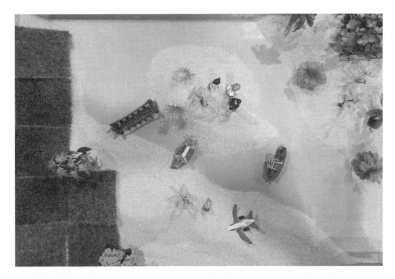

沙盘主题："我的人生选择"

由两座桥梁连接。最大的岛上，坐着一个垂头丧气的女孩，最小的岛上，有一名中年男子、一名中年女子，还有一名青年女子。海上，停着一艘侧翻的轮船；岛上，埋着一架破旧的飞机。最大的岛上芳草缤纷，最小的岛上植被稀落，最远的岛上绿茵悠悠。

心理师： 三座岛屿分别代表着什么？

来访者： 我、父母、澳大利亚。最大的岛屿是"我"，离"我"近一点的岛屿是父母，远一点的岛屿是澳大利亚。

心理师： 你在这个沙盘里面吗？

来访者： 那个低头的女孩，应该是我！

心理师： 你认为她正在做什么呢？

来访者： 思考！

心理师： 思考什么呢？

来访者：她坐在海岸边，看着远方的两座岛屿，心想："我以后是留在小岛生活，还是去远方岛屿生活？"

心理师：是留在国内生活，还是出国生活，是吗？

来访者：是的，她好像一直都在思考着如何破解这个难题。

心理师：这两座岛屿上的植被摆放好像也有不同之处。

来访者："父母"岛上树木多，"澳大利亚"岛上树木少，是吗？

心理师：是的。你认为这代表了什么？

来访者：我也不清楚。我只知道自己一直都非常喜欢树。一个人行走在树林里，很容易产生心旷神怡的感觉，也会有更多的独处空间。

心理师：那是一种什么样的感觉？

来访者：就像被一个软软的东西包裹着，不紧也不松。

心理师：这个"东西"听起来很美妙！

来访者：它是自由！

心理师：和父母一起生活，会让你觉得不是很自由，是吗？

来访者：是的。

心理师：如果请你在这个沙盘里挑选出最喜欢的部分，会是这块绿树成阴的地方吗？

来访者：那倒不会，我会选择最大的岛屿。因为那里有一块正在生长的草坪，相比枝繁叶茂，我更喜欢看到破土而生。

心理师：这里生长的草坪，有没有其他的蕴意呢？

来访者：我认为它代表着慢慢重新获得的自由。

心理师：如果请你在沙盘中添加一样东西，你会添加什么？

来访者：沙子，那样就可以把所有的海面填上，不用再去纠结如何选择。（笑。）

心理师：在沙盘的创作中，你是有机会那样做的。

来访者：我知道，我没有那样做，是因为我觉得那样不太现实！

心理师：怎么理解？

来访者：所谓成长，就是一次又一次选择分离。

心理师：（点头。）

来访者：过去，我一直跟逃避扯上说不清的关系。现在，要面对现实。

心理师：你会为这个沙盘起一个什么名字呢？

来访者：就叫它"我的人生选择"吧！

心理师：这个名字很符合你现在的处境。

来访者：我总是在选择中犹豫不决，准确来说，是对一个决定犹豫不决。

心理师：你怎么理解"选择"二字？

来访者：失败！

心理师：失败对你意味着什么呢？

来访者：承担糟糕的后果！

心理师：对你来说，什么是糟糕的后果？

来访者：嗯……其实我也说不上来。再糟糕的事情，我也经历过。

心理师：你觉得哪些原因会让你产生糟糕的感觉？

来访者：对自己的怀疑。

心理师：怀疑什么？

来访者：没有能力去做好一件事。

心理师：然后呢？会对你产生怎样的影响。

来访者：心情就变得不开心。

心理师：你的意思是，如果某件事情没有做好，说明你很糟糕？

来访者：也不完全是。以前会那么认为。

心理师：你出国是为了追求自由？

来访者：准确地说是想继续深造。

心理师：不断学习是为了什么呢？

来访者：提升自己。

心理师：提升自己又是为了什么？

来访者：认同自己？

心理师：认同自己需要提升自己，是吗？

来访者：一部分吧！

心理师：还有什么呢？

来访者：做自己！

心理师：怎样才能做自己？

来访者：客观而真实地看待自己，理智地处理自己和外界的关系，能够对自己的所做、所行、所思给予认同，而不是过于向外寻求他人的认同。

心理师：非常好，那么，认同自己又是为了什么呢？

来访者：开心！愉悦！

心理师：认同自己会开心！那么当你开心的时候，你会认同自己吗？

来访者：也会，开心能治愈一切。

心理师：是先有认同，然后有开心，还是，先有开心，再有认同？

来访者：没有这种说法！

心理师：（点头。）现在请你想一件开心的事情，你会想到什么呢？

来访者：我和父母之间的矛盾减少了。

心理师：怎样做到的呢？

来访者：我想跟他们说话，就跟他们说话，不想跟他们说话，就不跟他们说话。

心理师：那么，你又是如何做到这一点的呢？

来访者：内心自由。

心理师：现在，你怎么理解自由？

来访者：自由是存在于心灵，而不是一个地方。心在哪里停留，哪里就会有快乐和幸福，也就有自由和空间。心不自由，在哪儿都会被束缚。

心理师：你的"人生的选择"，有方向了吗？

来访者：我可以做决定了。

产婆式提问法，也称苏格拉底式提问法，是心理师在心理工作中常用的一种问询技术。儿童心理学家让·皮亚杰（Jean Piaget）在认知发展理论中曾提出，人只有在出现认知冲突时，才会不断努力调整去构建新的认知，追求内心的和谐。产婆式提问法，作为心理师的一项常备工具，它具有捕捉来访者背后想法的作用，其直接性和根入性让人印象深刻。在心理师和来访者的一问一答中，心理师通过诘问、质疑、推理、归纳等方法，引导来访者用自己的观点层层驳倒自己的某些意见和看法，从而建构新的认知观念。W受选择困扰，让她无法像智者那样，用解读问题的方式来对待自己目前的处境，最后落得一无是处。智者，是愿意向他人请教自己的问题，并通过讨论、辩论，获得观念上的启发。W今日的表现，无疑是真正的智者，也是勇者。关于"选择"和"自由"的讨论，W深受启发，也做了一个人生决定。这个决定并非由心理师赋予，而是她心中本就已有的一个答案，只是因为思想的阻碍和力量的匮乏，才被藏匿起来。今天，这个答案在心理师的不断追问下，在 W 的不断坚定下，重新呈现出来。W 解答了自己的疑问，也抚平了自己心中的伤痕。

心理师：你的决定跟沙盘里的船舶和飞机有关吗？

来访者：埋没的飞机和侧翻的船舶，其实，都是我内心不想再次远离家人的写照。我肯定内心一直存在这样的一种声音——没有人希望自己的成长是缺少家人的陪伴和依靠的。

心理师：（点头）

来访者：其实，情绪也是可以选择的。比如，我因为一件事情而愤怒，没有人迫使我去产生愤怒，除非我自己选择了它；既然我能选择，为什么不可以用其他情绪来回应？比如放松、愉悦……

心理师：这听起来，让我有些惊讶，但也千真万确地说明一件事，你在融会贯通中快速地成长了。

抑郁症的诱发有众多因素，比如生物学因素、遗传性因素、生活环境因素等，这些因素也给抑郁症患者带来先入为主的思想：只有治愈好抑郁症，才能开启新的生活；只有远离了抑郁症，才有权利放声欢笑。事实上，这种想法对抑郁症患者，极易造成认知误导，使他们认为正常生活的前提是必须满足抑郁症被治愈的条件，这对在抑郁面前尤其缺乏力量的患者来说，如同当头一棒，让他们陷入更深的情绪深渊。快乐有没有条件？答案是：有！快乐一定要满足条件？答案是：也未必！一个人有善于发现的能力，其实就能获得快乐，就像当人拥有"我可以获得快乐"的想法，就会有足够的主动意识去面对抑郁。心理师经常跟来访者们说："你们有快乐的权利，更有追寻快乐的能力，耐心一点，这一切都可以实现。"

如果把抑郁当作一个迫切需要解决的问题，急于求成，那肯定治标不治本！抑郁只是一个信号，提醒我们的生活存在某些方面的不足，这些不足的地方才是真正需要解决的问题。也就是说，我们要做的不是克服抑郁，而是发现生活的漏洞并将其精心修补。这个过程，需要一点时间，也需要一点耐心。

来访者：我以前一直将自己的情绪交由别人，从没有真正地将它紧紧握在手心。只要别人稍微"引诱"我一下，我就会生气。

心理师：你将自己的情绪和人生交由别人决定，也在弱化自己的责任。责怪他人，浅层含义其实是希望他人为自己负责。

来访者：是啊！我还要因为自己无法做出选择，而去责怪别人多久呢？

心理师：你是一个独立的个体，有能力去改变这一切。

来访者：我会的！

心理师：而且，你已经不会再回到以前的那个难堪时刻了。

来访者：我能够感觉到过去的自己在向现在的自己挥手告别。今天我有了一个很大的启发——当遇到一件事情需要选择时，我总是不知所措、无从下手，按以往处理的方式，不是拖延就是忽视，然后就抑郁了。我今天发现，自己表现出的无助，其实深层想法是希望父母为我做决定，因为只有那样，一旦事情变得糟糕，我就可以完全抽离，他们得为糟糕的后果承担全责。责怪父母，可以缓解我对自己能力不足的担忧，这太糟糕了。现在重新回想，其实父母早已不想参与我的生活，他们愿意给我自由空间，只不过我的潜意识在一直主动地"引诱"他们参与进来，结果我一方面会对他们干涉我的生活感到愤怒，另一方面又会因为有"背锅人"感到窃喜，这让我陷入巨大的矛盾之中。

　　引诱在心理学中是一个中性词，它是指外部因素诱发和引导内部意向的作用方式和作用方法。来访者这里说的"引诱"，实际上指的是她的潜意识活动对自身行为和意识做出的一种反应影响，潜意识包含很多一时隐藏的思想、印象和概念，尽管它们在个体意识中短暂消失了，但仍然会以其他的形式继续影响一个人的意识和行为。爱因斯坦曾说："物理学家的最高使命，是要得到那些普遍的基本规律，由此，世界体系就能用单纯的演绎法建立起来。要通向这些定律，并没有逻辑的道路，只有通过那种以对经验和共鸣的理解为依据的直觉，才能得到这些定律。"这里的直觉就是指潜意识。可以看出，一个人的潜意识不仅可以影响一个人的生活，还对一个人的发展有着举足轻重的意义。心理咨询其实是运用特定的方法将一个人隐藏的潜意识转化为意识，然后去化解潜意识与意识对立冲突下所产生的生活困扰。W在此阶段的访谈中，看到自己无法选择的背后其实是回避责任的潜意识在干扰。将潜意识意识化，这对她未来的成长，无疑是个加分项。

　　来访者：留在家乡，留在父母的身边，父母不是我的替罪羔羊。

　　心理师：你打算怎么做呢？

　　来访者：我会跟他们交流我要留下来的想法，但这次不会再是让他们为我做决定，我自己决定留下来，不管未来会有怎样的结果，我都得为自己的言行负责。不过，我大概知道他们会非常赞成我的决定。您上次和他们交谈后，他们也改变了许多。

心理师： 有想过是你的改变，才促使你看到他们的变化吗？

来访者： 我还真没有往这方面想。

心理师： 想要去改变一个人，就得从改变自己开始！

来访者： 只有一个人真正发自内心地渴望发生改变，才会有所改变。每个人也都有自己独特的生活方式，与其把时间全花在遵循别人的生活规则上，不如把时间留给自己。久而久之，别人会随着我们的变化而发生变化。

心理师： 你的人生已经有了选择。

来访者： 是的，情绪和人生都有了选择！

心理师： 能做情绪的主人也是人生的赢家。

　　有时候，我们把自己的问题归咎于他人，让别人去承担结果，这其实是个陷阱。那样会让我们把太多的精力消耗在仇恨上。心理学家克里斯汀·聂夫（Kristin Neff）将人类共同经历的认识称之为"普遍人性"，认为人无完人，每个人都有犯错的可能，也会有伤害他人的可能。那些已经发生的悔不当初的事件中，有的本是无可避免。其实，每个人都会受到伤害，或对他人造成伤害，并对彼此产生深远的影响。如果个体能够意识到伤害不是例外，就会重新去理解伤害，或者会悲悯自己，原谅自己，又或者是悲悯他人，原谅他人。"悲悯"自己不是让我们为自己感到可怜，"悲悯"他人也不是让我们去可怜他人。人们总是被要求"坚强""勇敢"，因此漠视自己"真实的感受"。"悲悯"是让我们不要漠视这些伤口，去看到这些伤口，去关注这些伤口，然后再进行恰当的处理，伤口才能愈合。如果我们被他人伤害，并沉浸在其所带来的痛苦之中，也便不能清晰地知道如何真正地救赎自己。如果选择宽恕，会发现自己从束缚中被解救出来。社会心理学最早的倡导者之一、新弗洛伊德主义的主要代表人物卡伦·荷妮（Karen Danielsen Horney）在所著的《神经症与人的成长》一书中说道：人，生而具有自我实现的倾向。她相信一个人如果被移除了成长中的障碍，会自然地朝着成熟、充实的自我个体的实现前进，就像一颗橡树种子成长为一株橡树。

第九章
神秘的访客

　　我们都自称为正常人，但是，如果我们不能为精神病患者提供一个正常的生活氛围，那么，我们又正常在什么地方？

——海因茨·克莱特

孩子与父母的关系决定着孩子跟世界的关系。在所有关系中，父母与孩子的关系是最为特殊，也是最为重要的。它可以是世上最亲密的距离，也可以是世上最遥远的距离。在一个家庭中，父母对孩子来说，是连接外部世界的桥梁，是遮挡外界风雨的最后屏障。孩子生命中大部分的人际关系，是孩提时代与父母关系的复制。在这个时期，如果孩子跟父母的关系有任何不悦，孩子往后的人生就会一直带着这份不悦。如果孩子跟父母关系良好，就会把相同的理解与赞美带入每一段关系里。孩子对父母来说，不仅是家庭的希望、生命的延续，还是情感的寄托。不过在一些家庭里，也会存在孩子是父母的发泄渠道、规避错误的借口的现象。如果一个孩子出生的环境里，正向意义较多，那么可以说他生在了一个非常和谐的家庭里；如果一个孩子出生的环境不那么和谐，充满质疑、打压，那么他是生在了一个正在走向分离的家庭。

W带着满脸笑容走进了咨询室……

心理师：你的状态一次比一次好……

来访者：是的，刚在医院做完复诊，医生也说我的状态恢复得不错，舍曲林（抗抑郁症药物）也减少了原来1/4的剂量，然后再观察。如果情绪能够稳定不变的话，可以再次减量，直到彻底停药为止。

心理师：这是一个非常好的消息。

来访者：是啊！以前，我一想到吃的那些连名字都叫不上来的药物时，就会感到对生活绝望，现在好了，减药的奇迹真的发生在我的身上了。

心理师：为你感到开心！

来访者：我最近每天都在锻炼身体，体重也下降了不少。

心理师：这些迹象意味着你的抑郁症正在好转。

来访者：我对整个减药过程也充满了信心。当然，这个阶段还是离不开心理治疗的辅助支持，俗话说得好，心病还得心药医。

心理师：是的！我们的访谈咨询也得紧跟其后。

来访者：嗯嗯！

心理师：我对你的药物减量提一个小小建议——谨遵医嘱！

来访者：医生也是这么说的，让我有规律地接受心理治疗。

W以往的服药史，也可以称得上是一段辛酸史。从中药到西药，从早上到晚上，三餐离不开一口药。W曾在日记里这样写道："健康的时候，从未想过有一天会跟药结下梁子，也从未想过有一天自己会倒下，我可以在每个人的眼里尽显百态，让他们用以为的'正常'，来定义我的'正常'。所以我不说，谁会知道一个整天嬉皮笑脸的女孩却是一个每天需要靠药来续命的'行尸走肉'。我无法感受到时光的温暖，有的也只不过是一身荆棘。行吧！承蒙岁月不弃赐我一身荆棘，就让我吃尽余生所有的药，幸运的话，来世我定百毒不侵。"

W 的努力，最终实现了多年未实现的减药心愿，对她来说，这又是一次极大的肯定。其实，减药对抑郁症患者来说是一个敏感的话题，因为成熟的减药、停药的经验在现实的案例中少之又少。医生在停药的态度上也是高度谨慎，须避免任何一个危险因素的存在，因为减药期间一旦病情复发，治疗也会变得更加棘手。药物减量，须在医生的指导下，有规律及周密地进行，万万不得一意孤行，自我决定。多一点少一点看似不多，效果上却是差之千里。患者需要及时关注自己的症状，并且向医生反馈和探讨，保证过程顺利。这期间，也需要寻找一些替代服用药物的方法作为替代治疗，比如心理治疗、运动、学习等，只要能够辅助缓解症状，任何方法都可以尝试。

来访者：我今天的生活变化，得益于心灵上受到的启发。心理学太神奇了，它源于生活又高于生活，它可以称得上是一门哲学之下、科学之上的学科。

心理师：心理学是一门既古老又年轻的学科。

来访者：在这段时间里，我对探索自身行为背后的原因产生了浓厚的兴趣，这也激发了我对心理学的学习热情，并培养了阅读心理学书籍的习惯。以前看一本心理学书籍，我会对里面的内容半信半疑，后来才发现，没有基本知识的支撑，是很难读出它里面的味道的。越是经典，越是要反复阅读，才能提升自我修养。如果有机会，我也想以后更系统地去学习心理学。

心理师：你有这个想法说明你已经感受到了它的魅力。

来访者：虽然我不能像您一样成为他人的"心灵捕手"，但我可以成为自己的"心灵捕手"。

心理咨询的准则赋予心理师的某种"权利"，应该被更好地利用。一个合格的心理师，不仅要协助来访者去发现周边资源和内在动力，还要为来访者长远的发展进行考虑。俗话说"授人以鱼，不如授人以渔"，心理师把心理学带入 W 的生活中，告诉她心理学不仅可以作为调节情绪的工具使用，还是高质量、高品质生活的前提。最重要的是，它还可以让一个人成为自己的"心灵捕手"。

W 用眼角的余光瞟了一眼墙上的挂钟，心理师注意到这是 W 在访谈中第二次关注时间。

心理师：今天是有什么事情要处理吗？我注意到你关注了时间！

来访者：（笑）被您发现了。其实也没什么重要的事情，只不过今天陪我一道来的，还有两位"神秘的访客"。

心理师：哦？神秘的访客？

来访者：是我的父母，他们也想和您交流一下，再三叮嘱我给他们预留些时间。

心理师：他们现在在休息区？

来访者：是的！

心理师：我现在请他们进来？

来访者：好啊！

心理师：出于对你的尊重，我想先知道你是倾向于和他们一起交流，还是希望我先单独跟他们交流？

访谈中，涉及要跟来访者家属交流的部分时，心理师应该先考虑来访者的感受，因为这些感受中，包含来访者在对家庭的"理解""分离""同盟""背叛"等情感上的认识。这些前期感受的收集，能让心理师提前预判来访者此时此刻的角色定位。来访者是做"参与者"还是"分离者"，都直接关乎咨询后期的走向。任何心理师在没有清楚了解来访者真实感受前就直接做出的决定，都有可能将来访者阻挡在家庭之外，分离了一个家庭的整体性。抑郁症患者口中经常所说的"冷伤害""冷暴力"，其实就是一种家庭情感分割下的产物。在家庭和社会团体中经历过被冷处理的人，很容易产生心理失衡，患上抑郁症。现实中，父母有时候也会发现，他们杯水车薪的爱很难缓解孩子燃眉之急的情感需求。他们无能为力，不知所措。其实，尊重可以作为情感的养分，尊重走在决定之前，父母往往也不会"错"得太多。

来访者：您先和他们交流吧。

心理师：好的！跟他们交流完之后，我会再请你进来。

来访者：好的！

在接下来的时间里，心理师跟 W 的父母进行了一次重要沟通。这是自 W 接受心理咨询的三个月里，心理师第一次和她的父母当面交流，也听到了一位抑郁症患者的家属的苦海心声。虽说儿女心理困扰的形成与家庭环境有着紧密关联，但痛苦的不仅只有儿女，他们的家人同样也经受着心灵摧残。再无法感同身受的父母，也会因为不知所措而紧张不安。

W 的父亲是一名高级服装设计师，母亲是一名高校教授，两人都是知识分子，他们那文质彬彬的外表气质也彰显这个家庭的浓厚书香气息，得体又不失朴素的穿着，也体现出两人的深厚底蕴。不过，透过这一切，心理师还是能看到他们那为人父母的沧桑。

父　亲： 这段时间，我的女儿在您的帮助下，有了非常大的改变。她刚回国的时候，我和她母亲看到她的状态，真是心痛如割。您说，我们就这么一个孩子，又病成那样，做父母的哪能脱得了干系？实不相瞒，我和她母亲也经常因为没能照顾好女儿，相互指责，这个家庭一度也是支离破碎。现在，看到女儿的改变，全家人的心中又燃起新的希望。

母　亲： 她刚回家的那几天，天天嚷嚷着要自杀，我跟她父亲每天都活得提心吊胆，像丢了魂似的。害怕孩子真干出什么傻事……一旦……我都不敢继续往下想……

父　亲： 孩子万一有个什么不测，我和她母亲真成了罪人。

母　亲： 人心都是肉长的，人都是有情感的，何况还是骨肉至亲。一个宝贝闺女，经常责怪我和她父亲，说我们残忍至极、铁石心肠。我跟她父亲年纪也大了，身体也不是非常好，每次一听到这些话，真像是有一把把尖锐的剑刺进心里，苦痛万分。老师，您知道吗？不是我们不回应她，而是不敢去回应她，万一哪句话说得不好，她是不是又要去自杀？

心理师： 这些话，之前跟 W 说过吗？

母　亲： 没有！我们有些想法也表达不出来。

父　亲： 我和她母亲的思想都比较开放。按照过去的思想观念，父母一辈子辛劳为的是换取晚年的老有所依。我们倒不是希望老了去依靠她，只是想让她有信心地生活，开心地生活，别总是想着结束生命。

母　亲： 那段时间我跟她父亲说，再这样下去的话，我们全家都要得抑郁症了。

母亲一边诉说着，一边不停地擦着泪。坐在一旁的父亲，也早已湿润了眼眶。

所有正在经历着困扰的人，也都在经受着内心的冲突。在"自救"的模式下，会寻求他人的理解与支持，但结果往往总是不尽如人意，从而陷入更深的困境。这种孤独的无助，甚至超过疾病本身所带来的痛苦。在一个家庭中，会存在这样一种模式：父母希望孩子能够理解他们的不易，孩子则希望父母能够尊重他们的想法。这种互为情感理解的模式会让彼此都聚焦于自我的感受，而忽略对方的情感需求。W 和她的父母就是这类模式，情感表达不通，提出再多的理解，也只会激化彼此之间的矛盾。

父　亲：孩子应该也和您介绍过我们两人的情况。我跟她母亲已经在一起 30 多年了，虽然小吵不断，但夫妻感情还算稳定。生活中，我们两人因为性格的差异，免不了会发生一些磕磕碰碰。这么多年的风雨经历，彼此也是知根知底。不过，这一切在女儿的眼里，都是容不下的沙子。她经常跟我们说，你们既然选择走到一起，就不能有矛盾。我也能够理解她的想法。她还是孩子的时候，我跟她母亲经常当着她的面小打小闹，让她失去了对我们的信任。我这辈子最后悔的事就是忽略了她的心理成长。

母　亲：我们送她出国留学的初衷，不是期望她能够学有所成，而是想让她出去多走走，多看看，开拓视野，丰富性格。没想到这一别，就是长达十多年的情感疏离和一身的疾病。该药物治疗的也药物治疗了，该电击治疗的也电击治疗了，该住院的也住院了，我们在尝尽一切可能之后，也渐渐地失去了信心。说句不怕您见笑的话，我一度接受了她永远都是这个样子，放弃了她……只要她还活着，比什么都好。

心理师没有打断 W 父母的诉说，而是任由他们情感的发泄和内容的表达。以上叙述的内容中包含了 W 父母多年积累下的焦虑、困惑、失望、恐惧等情绪和情感，他们急需一个情绪的宣泄口，来释放内心压抑已久的情感。W 目前处于抑郁症的康复阶段，家庭的支持也非常重要。多年以来情感无助的背后，也体现了父母一直在积极陪同 W 去面对抑郁症。家属的信任是抑郁症患者自信体系的基石和堡垒，也是他们走出低落情绪的勇气和动力。后方堡垒坚定，前方士者才能勇往直前。

心理师： 母亲所说的"放弃"，是否可以理解为不是字面上的"不管不问"，而是指重新对女儿认识的一个过程，它是"以往期待"与"现实认识"的结合，得出"女儿只要活着"的结果。从整体上看，这让您重新聚焦了女儿当下的必要需求，降低了您对她的期待，让您有了更多感情的融入。原先您和女儿之间的许多矛盾，都是因为"期待"所致。如今，您所有的动机都会尽量去结合 W 的真实需求，原有的因限制造成的压力也就得以舒缓。W 轻松了，心情也就好转了。

母　亲： 对！对！对！您把我的心里话说出来了。

父　亲： 我们夫妻都不懂得如何表达感情。有些话一说出口，就把孩子伤了。

心理师： W 的情感非常敏锐，准确地说，悲观的思想让她对负面信息的关注度更高，对情感背后的信息的解读能力比较弱。目前，她正通过跟我的交流去提升自己情感的表达能力和解读能力。做到这点，也离不开父母的支持。

父　亲： 需要我们做些什么吗？我和她母亲一定会全力配合您的工作。

心理师：爱的目的，不是为了得到我们想要得到的东西，而是为了我们所爱之人的福祉去做些他们愿意接受的事情。无论如何，每个人都希望听到肯定的言语和鼓励的话语，那样，不仅我们会被自己的行为激励到，家人也会随着我们的行为而做出回应。父母可以在情感上多给 W 一些容易被感受到的正面反馈，比如"我们相信你有自己的处理方式"，"不要着急，慢慢来，如果需要，父母就在你身后"……

父　亲：的确，她的成长几乎听不到我们对她的鼓励。我和她母亲的性格都非常要强，原因是我们小时候都吃过很多苦，也很少听到家人的赞美，也就慢慢地默认孩子也得像我们夫妻一样，敢于吃苦，严于律己。现在想想，我们那时给她的压力也确实很大。

母　亲：她小时候没能获得的情感，现在，我和她父亲只能尽量弥补。

父　亲：希望这一切不算太晚。

心理师：不会的！努力成长的儿女也愿意看到努力成长的父母。

父母亲：是的！

父　亲：您认为她还有自杀的风险吗？

心理师：父母最近有听到她说要自杀？

父　亲：那倒没有！两个多月没听到她那样说了。

心理师：目前 W 对生活充满着期待和希望，也在努力去面对生活中的每一个挑战。在抑郁问题上，她有着强烈的求助动机，这也是任何心理疾病得以有效遏制的关键因素。自杀是人性中固有的破坏性冲动，是在力求宣泄的过程中，个体未能施于外界，转而施于自己的终极形式。抑郁症也是由此。一个人在极度否定自我的状态下，情绪容易走向极端。W 现在正处在寻找自己人生意义的关键阶段，也处在构建自信体系的关键时期。越是恢复的关键时期，越需要被重点关注。如果没有重大刺激性事件的影响，她的康复计划基本不会延误。

"死亡什么也不是，死亡又是所有的一切。"心理咨询总离不开对"死亡"的探讨。人们对死亡的认识经常会冲破生活的表层，产生内心的恐惧并伴随一个人的一生。每个人都有自己的方式去面对死亡。捷克存在主义小说家米兰·昆德拉（Milan Kundera）认为："死亡最可怕的地方不在于会丢失未来，而在于让人没有了过去。事实上，遗忘是死亡的一种形式，贯彻于整个人生。"我们都会在某个夜晚的睡梦中，梦到自己死去的场景，也有过在现实生活里，闪过自杀的念头的经历，死亡一直离我们很近。人类似乎一直在追求某种意义，人类对于意义的追寻，其根源是对于死亡的焦虑，而事实告诉我们，我们被丢入一个没有内在意义的世界，那么创造足以支持我们生命意义的重要任务，就成为一种意义的存在。当人们主诉的问题变成"我的生活没有激情和意义""为什么我还活着""我已经30岁了，却还没一个人生目标"时，其实都在提醒我们对生命意义的思考与追求。很多人之所以寻求心理咨询的帮助，其实是对生命的追寻和感悟，而并不是因为他们"病"得有多深。

父 亲：我非常认同您的这个说法。

母 亲：对！对！对！我们也是想知道女儿的病情还会不会反复，到那时，我们做父母的应该做些什么？

心理师：W在康复期间会有情绪反复波动的状态，不过，这也是一种常见的现象。W正处在新旧观念"冲突—整合"的过渡阶段，病情的反复所传递的信息正说明在整合的过程中，她有些方面已经发生了变化，而有些方面还需要加强引导。新观念需要挣脱掉旧思想的束缚才能脱颖而出，有挣脱就会有"痛感"，也就会反复。父母需要做的是关注 W 是否按时、有规律地服用药物，情绪波动时，鼓励她记下情绪的由来，支持她去跟心理师探讨。

父　亲：我们会配合的。

母　亲：您觉得我们和女儿之间的问题是什么原因导致的呢？

心理师：W 对父母的情感是矛盾的，这也是为什么她每次责怪父母之后又反过来怪罪自己。父母对她的教育，是一个观点输出，后期她通过自我探索，又得到另一个新的观点，两种观点结合在一起，就可能导致矛盾。W 的思想处在矛盾中，做出的行为也会趋向矛盾化。一个人在成长中没有形成独立的人格和成熟的自我认同，对待事物的态度就会倾向于不明确。再加上她对外界的高度敏感，容易将自己定位在被指责的一方。"我是谁""我要做什么"等内心自发的疑问都会成为她生活的羁绊。困难的刺激会激发一个人的自我保护机制，W 在缺乏自我安全的意识下，容易依赖身边人来帮助自己解决问题。当依赖的对象是父母时，随着对现实父母的失望，她便会构建出理想的父母来缓解内心焦虑。理想的父母被想象得越好，现实的父母也就离她越远，冲突也会被激化。冲突伴随着希望对方改变的想法，当 W 收到父母无法改变的信息时，所有的矛头就都会指向自己的无能。

父母亲：（点头。）

心理师：儿女会为了缓解自身焦虑，将本该承担的责任，依附在对父母改变的期待上。同样，父母也会把某种自身的焦虑，转移到对孩子的期待上，彼此都希望通过对方的改变，来获得自身的益处。其实，这样会少了很多彼此之间的理解。W 有很多想法和观点与父母不一致，她会通过对抗的方式来保护自己的想法不受外界干扰，核心在于她的观点是否被外界听到或看到。她现在正在努力地走出抑郁，父母也需要积极全力配合。今天，你们的到来，也说明你们非常重视女儿的心理健康。质量高的家庭生活不仅需要 W 做到对自我行为意识的反思，也需要父母思考一个问题——你们能为女儿的改变，做出哪些方面的调整？

父　亲：的确，正如您所说的那样，不仅我们承担了女儿的负面情绪，她也承担了我们的生活压力。早年，我和她母亲对她期待很高，现如今，她也对我们有着很高的期待，真是冤有头，债有主。我不能眼睁睁地看着这个孩子毁在我们夫妻的手上。老师，您得帮帮我，帮帮这个还没长大的孩子。我现在想想，父母得在家里支持她表达自己的观点和想法，不去否定。

母　亲：我也是！我们两人都非常支持她咨询心理医生。

父　亲：前几天因为她找工作的事情，我和她母亲提了一点建议，被她果断拒绝了，她说心理医生在职业发展规划上要比我们专业，她可以咨询心理医生。后来想想，她说的也非常有道理。以前我们就是太把自己的想法强加于她，才导致她思想压力过大。现在，她有表达自己的健康途径，这真的很好。

母　亲：这也帮助我们减轻了不少思想压力，最近，她经常跟我们分享一些她所学的内容，我们也跟着学到了不少。

不管是外表看上去多么坚强的一个人，还是儿女眼中铁石心肠的父母，他们内心都有一个脆弱的地方，那就是家。家，是让人感受到温暖的地方；家，是让人觉得安心的所在。不过，一个缺乏有效沟通，无清晰边界的家，很难是一个幸福的家。一个能够意识到构建家庭健康模式重要性的家庭，永远要比选择无视的家庭更接近幸福。

心理师：事实上，父母才是孩子真正的心理医生。心理师的工作只是配合家庭的工作。父母在和 W 的相处中，如果能够掌握一些有效的沟通方式，势必会增加对她某些行为和情绪背后的真实原因的了解，那样，你们就能够因势利导，帮助她一同度过这段成长的艰难期。

父 亲：怎样做到有效沟通呢？

心理师：尊重她！不管是思想还是行为。

父 亲：这也是我这几年一直在做的事情，无条件地去尊重她的每一个想法。不过，我和她母亲在这方面的观点不一，偶尔争吵。

母 亲：老师，有时候做父母的明明知道这件事这么做是错误的，还要去尊重她吗？

心理师：尊重的前提是不评判。这里的"尊重"更具像化在某一个方面，比如，情感尊重。

母 亲：情感尊重？

心理师：我们能坐在这里一起进行交流，前提是经过了 W 的同意。此前，尊重她是否想与父母一起交流，是出于她是否存在"被分割"方面的考虑，这是第一层面的尊重。假设，W 想一同交流，但因为环节设置的要求，只能先跟父母单独沟通，她暂时不便参与。需要在向她详细解释咨询设置后，尊重她想参与的想法，比如"我非常能够理解你想一起参与，想和父母有这样的一次特殊的交流"，这是第二层面的尊重。情感的尊重远比直接的拒绝更容易被对方接受。第三层面的尊重是尊重对方需要一个情感消化的过程。我们向对方提出意见，或者，明明父母说了很多，可孩子当下就是不听。其实，孩子的学习能力远比我们想象的要快速得多，当下没有同意并不代表没有认真听取，只是他们需要有一个从观念冲突到消化的过程，也可以理解为他们在捍卫自己的尊严。如果急于让他们给予反馈，欲速则不达。我们会发现有这样的一类儿女——嘴上虽不认同，但行为已然认同。这是一个"消化—吸收—改变"的阶段，它需要给予时间上的尊重。

父　亲：你越是逼她，她越是反抗。女儿都这么大了，对错她自有判断。

母　亲：尊重她的情感，才会慢慢改变……如果我限制她，那么她错过了冷静期，是不是就一错到底？

心理师：是的。那样也会让 W 失去对自我探索的动力。当她一感受到来自父母的压力时，就会条件反射地建立防御模式来抵抗。

母　亲：就是这样的！不能说她，多说一嘴，立马反嘴。

心理师：W 的道德感非常强，这可以视为她的优点，也是她的缺点。过于道德化会扭曲她对事物本质的认识，一些本能行为也会受到束缚和制约，导致她的自责与愧疚。将一个问题复杂看待，也是她本心希望将一件事情做到近乎极致。W 一直渴望优秀，但是沉重的思想包袱使她处处碰壁，丧失信心，于是去寻找他人的认同，也就在意别人的看法与评价，体现在人际关系上就是拘谨或是远离。父亲在 W 的眼里，是一名优秀的设计师，母亲在 W 的眼里，是一名受人尊敬的老师，父母在社会上获得成功，也总结出了丰富宝贵的经验，其中就包含辛苦、奋斗、机会、热爱等，而这些对 W 来说，很难真正感受和想象得到，就像父母也很难对她的抑郁经历做到感同身受。W 一直在努力让自己变得更好，父母需要做的不是为她增添压力，而是帮助她脱掉压力。

父　亲：以前出于对她的保护，我们总会为她规划好人生路，避免她走弯路。原以为孩子长大后会感激我们，可现在，她的思想被禁锢了，我们的自由也被限制了，别说她很难拥有自己的选择，就连我和她母亲也无法过上踏实的退休生活。现在想想，她骂我们像自私鬼一样贪婪，必遭报应，这一点没错！

母　亲：她有很长的一段时间叫我"权威妈妈"。

优秀的父母被 W 视为权威。权威，代表着家长对孩子的驾驭有一套自己的逻辑方式，权威的父母善于运用规则制度来教育儿女"错在哪里""对在哪里"，也习惯用冷漠方式告诉儿女"不够努力""可以更好"。他们倾向于以经验之谈来培养儿女的独立，认为自己的某些品质是孩子未来人生路上的指路明灯。当然，这种教育的方式，也会存在一定的弊端，所谓物极必反。儿女长大之后，拥有独立思考的能力，也实现经济的独立，这时候他们会突破父母的权威，找寻自己的人生。但是，对于一些"迷恋"权威的父母来说，无形是挫败了他们的尊严，他们会通过"这是为你好"，"等你到了我们这个年纪，就会知道我们是对的"等来向儿女传达焦虑，那时，家庭就像"战场"，硝烟四起。

心理师：在我和 W 的交流中，还是可以发现她对某些事物存在认知上的扭曲。父母需要留意，避免对她造成新的刺激。父母可以学习心理学知识，了解抑郁症背后的心理根源，这样才能了解女儿的状态和创伤点是什么。父母也可以努力改变家庭的氛围，改善家庭关系，意识到自己曾对女儿造成的伤害，选择合适的时机与她沟通，重要的是理解她当时的感受和想法。当然也会存在一种现象，女儿平时看上去挺平静，也能够很好地与父母沟通，但难以保证父母就一定不会刺激到她，很多内隐层面的心理创伤其实可能连她自己也不知道，只有在特定场合和环境中被触碰，才会以情绪波动的方式表现出来。不过，父母也不要过于自责，因为这可以促进父母反省自我。这种情况下，父母也需要注意，尽量用一些情感的言语去替代"你要坚强一点""你要积极一点""你不要给自己压力"等无积极意义的"废话"。比如"我们感受到了你的难过""我们体会到了你的焦虑"，温和的言语，总会好过无情的要求。

父母亲：我们一定会用心做到。

心理师对 W 的父母进行了心理健康教育，从父母后期反馈的结果来看，效果显著。从此，父母在对女儿的认识上，有了心理分析的依据，更能够感知到女儿情绪背后的动机，也有助于健康家庭沟通模式的建立。在与 W 父母的沟通中，心理师不断地反映出他们在 W 心理建设中的重要性，以呈现他们的父母角色的价值感。这种价值感一方面可以激发他们对过去的角色伤痕进行自我疗愈；另一方面，价值感本身所带来的家庭力量，更应该在咨询计划中被运用好。家庭的力量一旦被激发出来，结果会远超预期。

母　亲：我还有个问题想咨询您一下。最近，女儿经常跟我们说要保持边界关系，我们应该怎样去配合她呢？

心理师：父母主观意识上也要和女儿建立边界感，从而帮助她建立一种亲密且独立的家庭关系。

母　亲：是的！怎么做呢？

心理师：当她惹您生气了，您会怎么办呢？

母　亲：我会难过呀。

心理师：她会怎么做呢？

母　亲：她倒好，和没事人一样！

心理师：她说了些什么吗？

母　亲：她说，生气，那是我自己选择的，跟她没有关系。我得为自己的情绪负责。

父　亲：孩子说得也没错啊！

心理师：母亲怎么理解呢？

母　亲：道理我能理解，可我还是无法接受。可能是我太贪心了吧！

心理师：您认同道理的想法其实就是在配合她。不过，最终您没有那么做，是因为这里面也有您对她的情感链接。事实上，保持边界，也有助于您的边界感的建立。

母　亲：我也需要？

心理师：您难过的情绪也在向 W 传递着一个信息——母亲难过了，做女儿的也要跟着母亲一样难过，你得为我的情绪负责。这种非良性的情感捆绑，对一个家庭来说，虽然可以体现出浓厚的情感链接，但对一个抑郁症患者来说，很容易让他们陷入更自卑、更自我否定的状态里，认为自己非常失败。他们接受到负面情绪，会理解为"我又让家人为我难过了，我就是一个废物"。

母　亲：（沉默。）

心理师：对一位抑郁患者来说，自责是走向毁灭的开始。少一点情感的束缚与捆绑，多一点自由和理解，无论是人与人之间的相处，还是情感与情感之间的维系，都离不开这几点。

父　亲：人最大的痛苦莫过于失去了思想和自由。

心理师：对的！

健康的独立个体需要经历与父母"断舍离"，简单地说，就是一个家庭中，每个成员都要有一个清晰的角色边界。儿女有为人儿女的界限，父母有为人父母的界限。两代人之间规避不了观念的冲突、思想的碰撞。边界意识能够在互相尊重下，减少彼此间的伤害。成年的儿女如何与父母建立健康的边界呢？力度太大，担心父母难受；力度太小，效果甚微。其实受众多因素的影响，父母很难真正理解边界的意思，在他们眼里，那是产生焦虑的盲区，又或者是"不听话的孩子"的代号。父母独权的控制、语言的攻击，只是为了想要一个听话的儿女。对儿女来说，建立与父母的边界，也会顾虑到父母的尊严，于心不忍，最后逐渐消灭了自己的边界意识。可见，边界的建立并不容易。不过，我们要清楚地认识到：建立边界的意识不是为了伤害父母，而是为了营造一个更健康的家庭关系；"孝顺"不是毫无保留地去承担父母的情感，而是建立在相互尊重和彼此信任的基石之上。过度将自己的情绪好坏与父母的情绪好坏联系在一起，只会更容易导致两代人关系的危机。信任他人拥有处理好情绪的能力，是成年人处理自己情绪能力的基础，在拒绝的时候坚定说"不"，在同意的时候坚定说"是"，这些都是在向他人提供更多的渠道去认识我们、了解我们。纵然身边的人没有像期待那样发生改变，我们也可以降低对他们的期许，这也是在保持健康的边界。

　　母　　亲：看来我真的该放手了。

　　心理师：（点头。）

　　父　　亲：我们得去相信她自己能够做得更好。

　　母　　亲：嗯！

　　心理师：父亲最近有没有发现，女儿的个人情感问题也有了一些变化？

　　父　　亲：对！对！对！她最近和我一位老朋友的孩子频繁互动，这期间也约会过好几次。几次？

　　母　　亲：三次！

父　亲：（笑）谢谢您！她今年虚岁 31，个人情感问题一直是我和她母亲的心头病。

母　亲：太惊喜了！他们前天还一起约会呢，闺女回到家后，还开开心心地哼哼小曲，看得出来她心情很好。（笑）

父　亲：不管两个孩子最后能不能走到一块，我们做父母的已经知足了。她能踏出情感这一步，已经非常努力了。

母　亲：真是太好了！

父　亲：她的病因也和个人情感有关。

心理师：是的。抑郁症是由多种因素导致的。其中一种就是缺乏稳定一段情感关系的能力。稳定、亲密的关系中包含交流、尊重、理解、原谅等因素，W 之前在外界一直寻找不到这种关系，其实也跟家庭有关。对女性来说，亲密关系的建立，与父亲有着十分紧密的关联。女性在成长过程中，会经历"厄勒克特拉"的发展阶段，也就是我们通常说的恋父情结。如果女儿没有从恋父情结中顺利过渡出来，她们心理就容易产生困扰，影响婚恋观。W 在恋父情结的影响下，同时又处在情感敏感的青春期，很容易关注像父亲一样高大、能够保护自己的男性。在男性的性格和长相选择上，W 也或多或少追寻父亲的影子。过度恋父者会出现嫌母爱父的心理反应，妒忌自己的母亲，各种潜意识的矛盾，全都会释放在母亲的身上，比如不听母亲的话、和母亲争吵等，都是在表达潜意识中的嫉妒。想象一下，如果一个女儿信任的父亲经常和母亲争吵，"争吵的父亲"和"喜欢的父亲"会在女儿心里产生冲突，矛盾如果继续加剧的话，会让女儿失去对恋爱、爱情的渴望，婚姻也就更不用说了。对 W 而言，父亲对她的要求和在认识上的反馈，都直接关乎着她和异性关系的建立，所有负面的反馈，都会成为女儿爱情之路上的羁绊。

在婚礼上，我们总会看到父亲亲手将女儿交给新郎的感人一幕，而不是母亲。如此安排，也有其意义所在。虽然明面上是父亲将自己保护的"小公主"交接到她丈夫的手上，但是深层含义其实是恋父情结的一次交割。女儿会认为自己是由父亲亲手交给丈夫的，从而在心理上彻底地把情感放到丈夫身上，割舍对父亲和原生家庭的情感依恋。新婚的人都希望接收到来自父母的祝福，被祝福的婚姻也更容易获得幸福。祝福，是跟过去的自己告别，是迎接新的美好。当然，恋父情结不仅女性会有，男性也会有。只不过男性更多体现在对自己父亲的钦佩和尊重，以父亲为学习的榜样，更多地去模仿父亲的言行，建立让自己欣赏的特质。

父　亲： 我一直觉得自己对她有影响，可早些年一直不敢去承认，您也可以理解这是一位父亲想在女儿面前维持尊严，但这是糟糕的，我们真的承担不起所有的代价。我知道，我也得学会真正地面对自己了，面对自己的角色了。

母　亲： 不仅孩子需要学习，我们做父母的也需要学习。

心理师： 是的！学习鼓励她，肯定她，多尊重她的想法，多询问她的意见，只要你们开始去关注 W 的感受，她将回馈你们一个真正懂事的女儿。所有她今天体现出来的反常，其实都是内心压抑已久的需求没有得到满足的爆发。父母陪伴在她的身边，接受这个世界，接受各方的挑战，接受彼此原来的样子。

父　亲： 有时候做父母的确实需要听到不一样的声音，才能发现自己的不足，才有学习的机会。我们会把在这里学到的一切，都带回家，同时也会继续鼓励女儿在您这里治疗。您对她来说，是最适合的老师，对我们来说，是最好的家庭守护者。

母　亲：（点头）

虽然心理学没有对称职的父母下一个明确的定义，但大部分能够被儿女接受的父母，都有一些共同的性格特质，比如耐心、尊重、包容等。这类父母能够长时间地舍弃自己去照顾孩子，并不生怨恨。他们不执着于言传身教，而是通过品质深入儿女内心，因为真正的教育其实是解放心灵。吉杜·克里希那穆提（Jiddu Krishnamurti）曾说过："善只会在自由中绽放，它不会在'说服'的土壤中生长，也无法被强迫，也不是追求回报的结果。只要存在任何模仿和服从，它就不会显现。"只有当父母不过于评判孩子，而是深入他们的内心，感知他们真实的情感，所谓真正的教育也就从此开始。而进入孩子的心灵，当然离不开以上的优秀品质。不幸的是，一些儿时同样也被忽略的父母，往往缺乏以上的特质。这一方面的原因是他们没有良好的榜样跟随学习；另一方面的原因是他们儿时留下的创伤，要么被自己忽视，要么知而不谈，最终化为对孩子的无边期许，可结果往往是孩子疲了，父母垮了。

心理师：接下来，我们请 W 进来与父母一起交流？

母　亲：好的！我们也要照顾到她的感受。

W 进入咨询室，看到母亲微红的眼眶。

来访者：母亲刚刚哭过？跟我有关？

母　亲：我和你父亲都为你今天的努力而感到自豪。

父　亲：你母亲也有心软的一面。

来访者：很少见到母亲哭……

心理师：你知道父母今天来到这里的原因吗？

来访者：是为了我吗？

心理师： 是的，他们从进咨询室的那一刻起，就不停地在问如何成为优秀的父母。

来访者： 他们已经非常优秀了……

心理师： 那是以前他们自己认为的优秀，这次他们更想成为你心目中的优秀。

W一直希望得到父母的理解和尊重。如果说前期她和父母之间的对抗，是因为没有获得这些，那么父母今天的学习态度，让她在内心里种下了一颗希望的种子，接下来，就是静待种子发芽。

父　　亲： 我和你母亲在跟老师的交流中才发现，我们过去对你的认识真的不多，非常抱歉，直到现在才试着走入你的心灵。过去，我们的思想被禁锢，对你的看法有些过于主观，所以产生很多的矛盾，这是我们做父母的问题，我和你母亲也需要改变，也需要你的监督。

心理师： 你愿意帮助他们吗？

来访者： 愿意，谢谢你们！我会变得更好的！

心理师： 感谢是相互的。当你感谢父母的时候，他们也会感谢你给了他们一次成为优秀父母的机会，同时父母也给了你一次重新做优秀女儿的机会。家庭在良性的模式下，才能变得更和谐、更健康。言语表达的感谢远不及身体语言上的表现给人留下的印象来得深刻。我们将对美好未来的憧憬化为一次拥抱，拥抱彼此的力量有多大，就代表今后为家庭改变的动力有多大。

W一家三口紧紧地拥抱在一起，站在一旁的心理师也能感受到这股强而有力的家庭力量。后来，心理师在一次和W的访谈中得知，这次全家的拥抱，距离上一次的拥抱已经过去 11 年之久。那次，是她第一次远离父母出国求学，父母在机场给了她一个深深的拥抱，正是那个送别的拥抱，成了她独自在海外生活十多年的精神能量。只是后来发生的那些不愉快的事情，让她与父母的拥抱变得极奢侈。

送走 W 一家之后，心理师倚靠在沙发上，脑海里不停地回想着萨提亚夫人的《爱的法则》：

> ……
>
> 请爱你自己吧
>
> 在爱他人之前先爱自己
>
> 爱自己不是自私
>
> 牺牲自己也并不是爱的表达方式
>
> 爱的源头就在那里
>
> 然而，除非你让自己成为管道
>
> 爱不能经由你而流向我
>
> 你若连接
>
> 爱会滋养你我双方
>
> 你若断开连接
>
> 爱便不能经由你而流向我
>
> 你的爱便不是真爱
>
> 而是自我牺牲
>
> 然而，那不是我想要的
>
> 爱自己，是生命的法则
>
> ……

第十章
催眠——喧闹中获取安宁

　　修普诺斯（Hypnos），是古希腊神话中的睡神，也是主宰快乐和自在的神。睡神性格温柔，他的催眠术可以诱使人类入睡，消除一日疲劳。心理学中也有催眠术。如果我们对催眠下一个定义，它主要的意思不是加快睡眠，而是单指个体将自己的意念特定在某个时刻，注意力高度集中在某一件事情上。平静的状态下，意识高度清醒也在高度运转，个体更专注于自己内心的活动。

W 临时预约了一次访谈，原因是她已经连续两晚失眠未寝……

来访者：我很焦虑，老师！

心理师：你的黑眼圈已经告诉了我。

来访者：我该怎么办呢？

心理师：没有什么困难是我们不可以一起面对的，这也是我们一直在坚持做的事情，而且你也取得了如此之大的进步。不是吗？

来访者：是的。

心理师：你用之前学过的方法，先将情绪聚焦在感受上。

来访者：如果将我现在的情绪聚焦在一种感受上，那就是难受，痛苦。

心理师：难受，是驱动人类前进的动力，说明你有事情可做，这些事情让你愿意为之付出努力，让你变得更好。这跟你之前无欲无求状态下产生的感受相比，很不一样。蕴藏体内的力量想要被释放，但受方法上的限制，造成焦虑、难受。所以，只要找到好的方法，你的情绪也就能很快被稳定。你同意吗？

来访者：同意！

心理师：现在，我们先要透过情绪看到待解决的问题，然后再去寻找有效的方法。"情绪—问题—方法"是解决焦虑的"三大法宝"。

来访者：有时候负面情绪来得太快，我根本察觉不到哪些是要解决的问题。

心理师：你可以先尝试着放松，放松是解决问题的第一步。然后，将你的注意力集中在你的情绪上，你现在试着这样做……

来访者：……

心理师：发现有哪些情绪了吗？

来访者：发现了，焦虑！一直想着焦虑，很焦虑……

心理师：发现后，给自己一个语言的提示，比如"停"，大声喊"停"，重复三遍。告诉自己"我现在要停止去想这些情绪"。

来访者：停！

心理师：很好，然后将你的注意力转向情绪背后的事件上，找到后，再将你的想法引入到如何解决问题上，跟之前一样，寻找三个或三个以上解决办法。这是情绪中断法，重点在下指令的"停"上，它可以中断某一连贯的思维模式。之后，你自己在家里重复训练，直到这个流程成为一种习惯。

来访者：好的。

心理师此时对来访者采用的是情绪聚焦和情绪中断法。情绪聚焦是将 W 当下的众多情绪聚焦在某一关键情绪上，然后再将产生负面情绪的思维引向解决问题的思维上，缓解 W 被负面情绪干扰和控制的乏力感。情绪中断是通过外部指令的提示进行思维阻断，从而切断负面情绪产生的来源。两种方法都能够达到控制情绪和解决问题的效果。在这两种方法的帮助下，W原先焦虑的情绪也慢慢消失了。

来访者：昨晚又是一宿没睡！这已经是第三天了！

心理师：这几天睡不着，可能也跟最近发生的事情有关系。我们一起看看有什么更好的办法可以帮助到你，好吗？

来访者：最近，我一直在学习，过程中经常出现紧张。过后，回忆不起已经学习过的内容，语言的表达也没有之前那样流利，大脑经常一片空白，就像断了电。

心理师：（点头。）

来访者：学习效率低，记忆也不好，我就焦虑了。

心理师：最近在学习什么呢？

来访者：我最近在丰富自己的社交圈。自从上次参加完公益活动后，我就一直在寻求更多的社会活动去丰富自己的生活。两周前，我加入了一个俱乐部。各行各业、志趣相同的人聚集一起，通过趣味演讲来提升自己的语言表达能力和社交领导能力。简单点说，其实就是一个有点规模的英语沙龙。

心理师：这听起来很有意思，你对自己的突破总是会让我感到惊喜。

来访者：这周我被安排做"主讲者"，要上讲台，而且还是当着近百人的面。我很少会站在讲台上展现自己。放在以前，我甚至连走上去的勇气都没有。这一次，我很想试一试，好好地去克服下我的社交焦虑症。几天前，我已经着手准备这次演说的主题，可是越准备，就越焦虑。不过，好在主题还是确定下来了。

心理师：从内心惶恐与害怕，再到坦然与突破，这种内心转变的跨度很大。

来访者： 我想起您曾经跟我说过的一句话——"关注当下正在发生的事，就能从中获得新生的力量"。最近，我一直在关心自己的心理建设，接受心理学带给我的改变，突然间萌生了一个大胆的想法——为什么不试着用自己作为例子，向大家分享心理健康的意义呢？

这里 W 所说的"关注于当下"，是心理师和 W 的早期交流中所涉及的内容。关注当下，是将注意力集中在手头上正在做的事情，以获得内心的平静和思维的清晰。日常生活中，人们总是容易被周边环境干扰而分神，影响对当下情绪的感知，甚至忽视对当下积极力量的提取。感受当下，注意嗅觉能闻到什么？是否有一缕淡香涌上眉尖？认真呼吸，感受氧气带来的生命。不去担心待办事项而扰乱了思绪，让大脑得以片刻安宁，精力得以充分恢复。感受当下，不再抱怨手机和游戏扰乱了自我，会发现我们居然也在反省自己的路上，发现自己如此重要，更容易为生活而满足。关注当下每一秒，有量变到质变的惊喜，也有不变的真谛。W 活在当下的想法，正在为她的生活带来积极的变化。

心理师： 这个力量的确很强大！

来访者： 是的，它来自我的内心，是一种呈现自我的真实想法，我也非常肯定。

心理师：（点头。）

来访者： 我不担心别人会怎么看我，或者怎么说我。我相信，懂我的人自然懂，不懂的人，再怎么解释也是劳心伤神。

人们有时候会考虑到，如果向外界呈现自己的"糟遇"，是不是会遭到他人对自己的"悲悯"，或者是自己对自己的"悲悯"，那样就会让自己变得软弱，不思进取。事实上，一个人向外展示自己的遭遇，是对自己经历的一种承认，虽然偶尔会抱怨遭遇的不公和自己的无能，但也可以起到少许疗伤之效。自我承认遭遇有一个验证情感和经历的过程，一旦被验证了，个体将会承认自己的遭遇并允许自己表达某些感受和情绪，于是会有动力去改变现状，就会有决心脱离"病态"。企图否认或弱化自己遭遇的人，最后都会发现伪装只会引发健康方面的问题，让自己承受更大的压力。更痛苦的是，那些企图抑制和否认自己遭遇的人，渐渐地对别人的痛苦和遭遇也开始变得难以忍受，拉开了人与人之间最原始的情感距离。W承认处境的困难，并不断鼓励自己勇往直前。这种认可自己的表现，相比起停留在原处不动而不断责怪自己不够优秀的表现，要更优秀得多。

心理师：懂得自我呈现的人，更容易获得情感的垂青。

来访者：我不在意别人如何回应我这次的主题。我也像一面镜子，强大的人透过我，能看到他们强大的一面；弱小的人透过我，也只能看到他们弱小的一面。

W能够看到成长中的自己，而不总是犹豫不决，没有明确的观点和方向。这让她感受到了希望，更能够给予自己肯定。当她的目光投注在自己坚定的一面时，好的心情也就随之而来。不过，在和W的交谈中，心理师还是能够感受到她的情绪有些低落，便决定继续引导她如何去应对今天的核心问题——失眠。

心理师：你失眠是跟这次的活动有关，是吗？

来访者：我已经连续三个晚上没有好好地睡上一觉了，精神状态极差，已经准备好的内容也都被我忘记光了。

心理师：之前有写下自己要演讲的内容吗？

来访者：有的，因为要训练表达能力，所以组织者不建议读稿。每当我看着稿件认为自己已经准备好时，只要一闭上眼睛，我就忘得一干二净。

心理师：既然注重"当下"帮助你确定了这次的主题，那么我们继续运用"当下"来帮助你顺利完成这场演说，当然，我们"当下"的版本也需要升级。目前，困扰你的问题是内容的遗忘和精神上的疲劳，其实，这两个问题是关联在一起的，精神状态不好自然也会导致记忆力下降。

来访者：您说得没错！怎么升级"当下"的版本呢？

心理师：催眠。

来访者：催眠？

心理师：是的！催眠。

来访者：我以前只是在影视剧里看见过催眠的场景，现实中它真的像影视剧里说的那样神奇吗？

心理师：很多影视剧情节关于催眠手法的描绘神乎其神，现实的催眠和影视情节还是有很大区别的，它有其神秘的地方，也有其科学的地方。今天，你将揭开它的面纱。

　　几乎所有将要接受催眠治疗的来访者都会在此之前问同样的一个问题："催眠真的有那么神奇吗？"事实上，催眠并没有那么神奇。一些影视内容对催眠的描述是为达到观看效果，现实的催眠术是基于科学。任何的神秘都来自它本质具备的神奇特质，也就让人产生好奇。催眠既能促生好奇，也能满足好奇。其实，催眠在我们日常生活中也并不罕见。比如：我们会被一个醒目的广告词吸引并记忆犹新，其实就是进入催眠状态；上课仔细听老师讲课，我们也是被老师催眠。近年来，在焦虑症和抑郁症的治疗中，催眠疗法逐渐被广泛使用。催眠疗法是使患者意识范围"狭窄"化，借助暗示性语言，以消除病理、心理和躯体障碍的心理治疗方法。W的焦虑是对某些情绪体验或欲望的压抑，产生神经质防御机制，这类内在防御是将潜在的有威胁的思想或感觉隔离于意识之外，通常以恐惧、强迫、躯体化和健忘表现出来。W记不起演说的内容，是对自己即将面对的"演说"潜在威胁的一种防御。当下她急需一个快速的方式，让自己放松身心，卸下防御系统，这样大脑内部的信息才有可能被调取出来。这个时候，催眠就派上用场了。

心理师建议W以全身受力均匀的姿态，躺在放松椅上，并告知她接下来将注意力集中在心理师每一句引导语上……

心理师：我手上有一支笔，接下来，请将你的注意力集中到这支笔上。这支笔将是你唯一关注的东西。在这间咨询室里没有任何的声音和物品可以将你的注意力从这支笔上转移出去。你的眼前只有这支笔……一支灰黑色的笔……一支非常漂亮的笔……非常好……你轻轻地告诉自己——我眼里只有一支笔。

来访者：我的眼里只有一支笔……

心理师：想象自己的思绪像一台正在飞速运转的机器，慢慢地……慢慢地……越转越慢……越转越慢……告诉自己——我内心开始感到平静。

来访者：我内心很平静……

心理师：你的眼前只有这一支笔，请你告诉自己——我注意到了这支笔。

来访者：我注意到了这支笔……

心理师：你发现这支笔在你的眼前变得越来越模糊……越来越模糊……笔直的笔身也开始变得弯曲……越来越弯曲……

来访者：越来越模糊……越来越弯曲……

心理师：你做得非常好！越来越模糊……越来越弯曲……

来访者：……

心理师：现在，你发现自己的内心变得越来越平静……大脑里的念头也越来越少……身体很放松，呼吸也很缓慢，你的眼睛越来越疲劳……也越来越沉重……

来访者：眼睛越来越沉重……越来……越沉重……

心理师：你的意识开始恍惚，但你仍然保持清醒。

来访者：……恍惚……清醒……

心理师：这种安静的环境，让你感到自己像是进入了另一个时空，这是一个放松和安全的时空，你渐渐地接受了这个时空……

W进入了平静状态。

心理师：请继续看着你眼前的这支笔，它比之前更模糊了。有时候，你会忍不住地闭上眼睛，每一次合上眼睛，你都会更接近催眠状态。你感觉自己的眼皮越来越沉重……

来访者：（一会儿睁眼，一会儿闭眼。）

心理师：当你感觉眼皮非常疲劳，不想再睁开时，你就自然地把眼睛闭上，享受眼皮中轻轻跳动的舒适。当你再次闭上双眼时，你将会完全地进入这个令你放松和舒适的时空环境里。

来访者：（紧紧地闭上了双眼。）

心理师采用眼睛凝视法对 W 进行催眠引导。第一阶段的催眠，比想象中要顺利得多，W 很快就进入了催眠状态。W 易受暗示性的特征，如同一把双刃剑，"剑朝里伤自己，剑朝外保护自己"。早期她患上抑郁症也跟易接受负面信息暗示的特点有关系。一句"你是一个糟糕的人"，她接收到后，思想和行为会潜移默化地将自己定位成"糟糕"。这些易受暗示性特征不仅跟她的性格有关，也跟她的思维反应快慢有关。如果 W 能够接受到积极的暗示，对她个人发展而言，这无疑是很有大的帮助。也正因如此，心理师才利用她的这份特性，开展催眠治疗。目前进入催眠阶段已经完成，接下来，是升华催眠阶段，也是第二催眠阶段，是促使来访者进入自我潜意识的阶段。此时，心理师选择下楼梯催眠法对 W 进行深化催眠引导。

心理师：现在，你去感受每一次呼吸，气息经过全身，冲刷过身体的每一个细胞，将压力释放出去。你会发现自己的肩膀很放松，脖子也变得温暖而松弛。保持舒适的呼吸节奏，轻轻吸气，再慢慢呼气，吸入凉爽与平静，呼出燥热与不安。在这舒适的呼吸节奏中，你的脑海中将出现一幅优美的画面。这是一个安静且美丽的公园，一朵朵绚丽的花朵在花海中绽放，就像是一个个可爱的天使，点缀着这个时空，并散发着淡淡的花香。你的脚下，绿草如茵，草下是由水泥修建成的台阶，这条台阶一直通向花园的深处。你想去花园深处看一看，看看里面是不是一样的芬芳馥郁？你带着放松的心情，迈出了第一步，你感到身体很轻松，心情也很愉悦……接下来，你会听到 10—1 的倒数声音，每听到一个数字，你便下一个台阶。

来访者：（沉浸在催眠引导语中。）

心理师：

10——

你轻快地迈出了第一步，下了一个台阶。可能你的脑海里还会不时地出现一些杂念，不过这些都没有关系。你尝试着将自己的注意力重新拉回到脚下，发现台阶上散落着少许鲜红的花瓣，这一定是春风送给台阶最美的礼物吧！

你继续向花园的深处走去……

9——

你又下了一个台阶，你离花园最深处的地方又近了一些。你是不是感觉自己又放松了很多？你的头部、脖子、后背、双臂、双手、双腿、双脚是不是都有一种舒适的感觉？放松的感觉让你更想要休息。这种想要休息的沉重感，正从你的大脑向整个身体蔓延……你的双眼也变得越发沉重。你感受到一股力量，一股让你想要抛去所有烦恼，只为安心睡去的舒适力量。

8——

还有七个台阶就可以进入花园深处。你很期待花园深处会是什么样子。你似乎还能察觉到大脑里那些干扰你完全放松的杂念，不过它们对你的干扰也越来越小了……你放松的心情让你更关注于脚下的台阶和周边的美景。你所看到的、听到的、感受到的一切都成为你放松自我的一部分。

这种感觉真的是非常好。是吗？

7——

继续往下一个台阶，舒服的感觉已经蔓延到了你的全身。快下了一半的台阶，你现在处在极其轻松的状态，花朵上的蝴蝶们，也在为你现在的境遇跳着欢快的舞蹈。你特别喜欢这样寂静的时刻。你不知道接下来会发生什么，但那已经不重要了，只有这种欢快的感觉，才是你内心中最向往的一份纯粹。

6——

还有五个台阶，那种深深的欲睡感变得越来越浓厚，越来越沉重。这时，你将注意力放在双腿上，感到左腿有些沉重，右腿也有些沉重。仔细体验，你会发现，左腿好像比右腿更沉重一点，但那又如何，你的身体正在向你传递一个信号：你很放松。你好像正躺在一片软绵绵的云朵上，随风飘荡。你的身体非常柔软，你的心情非常舒畅。此时，你能够感受到自己的心跳，越来越慢，越来越稳……

你轻轻拍了拍自己的胸膛，向遥远的远方，继续前行……

5——

现在，没有任何事情能够打搅到你，你感觉到自己已经进入更深的放松状态，你就像一块石头，突然落入了大海，划出一道优美的弧线，慢慢下沉……眼前越来越黑暗，身体越来越疲劳。紧锁的潜意识大门正在慢慢地被你打开……

4——

你又下了一个台阶。现在，你的身体开始交给了潜意识。你能听到以前从未听到的声音，能看到以前从未看到过的场景。同时，你依旧能够感觉到自己的心情非常放松，你正在一个非常安全的环境里。你放心地将自己交由潜意识，让它带你去该去的地方。

3——

你已经下了一大半的台阶了。你非常享受这场特别的旅程。你离花园最深处越来越近了，你会看到什么呢？又会听到什么呢？不管那里有着什么，你已经做好了充足的准备去面对它们。

2——

你发现，周围一片安静，没有蝴蝶的飞舞，也没有花草的芬芳，快到了……你的身体越放松，你的意念和想象力就会越活跃。

1——

你迈出了最后一步，来到花园的深处。最后一脚你没有踩在坚硬的地面上，你感到脚下很有弹性，那是柔软、细小的沙砾。温暖的春风掠过你的额头，还带来阵阵的花香。这里是你一直向往的地方，你深深地吸了一口气，享受着与这安全、温暖的环境融为一体的悠然。你太喜欢这个地方了……突然，你发现一扇关闭的木门，木门旁长满了杂草，门上布满灰尘。你很想知道那扇木门的背后是什么。你走上前去，使劲推开那扇木门，推开那扇封印已久的心门，你看到了……

来访者：一个小女孩！

心理师：一个小女孩。

来访者：她踡缩在一个既潮湿又阴冷的墙角里！还有些黑暗……

心理师：她为什么会出现在这里？

来访者：我不知道，她蹲在地上，双臂环抱着膝盖，任由刺骨的夜风摧残着她的身躯，她的肩膀在抽搐着，目不转睛地看着地上。

心理师：她是遇到了什么事情吗？

来访者：不知道，她很伤心！

心理师：走近一些，你还能看到什么呢？

来访者：她躲在漆黑的墙角里一句话也不愿意说。她那红色的连衣裙上沾满了泥土，身上还有好几处伤痕。寒风下，她的脸被冻得发紫，眼泪也被冻住了。

心理师：她发现你了吗？

来访者：没有。她沉浸在痛苦中，完全没能察觉到我的存在。

心理师：你还发现了什么？

来访者：我离她还是有些远，看不清她手里拿的是什么！

心理师：再靠近一点……

来访者：嗯……我小心翼翼地一步一步地向前移动，尽量不打扰到她。

心理师：是的。现在呢，你看到什么？

来访者：她左手拿着的是一本被撕碎的记事本！被撕碎的纸屑散落一地。

心理师：她很伤心！

来访者：是的！她看起来很着急，好像是遇到了什么麻烦。（W 紧闭的双眼划下两道泪痕。）

心理师：你能看到她写了什么吗？

来访者：我从地上拾起一块纸片，上面写着——在沧海中，我是一粒沙。我，隐藏在茫茫人海中，躲在一个不起眼的角落。我既没有美艳的容貌，也没有柔美的身躯，但我有一个诚挚的心，还有那似水的梦怀。我不甘于平庸却又向往安逸，我不局限于理想，但坚信最是书香能致远。思想，是一个人的灵魂，我，不愿随波逐流。

心理师：题目是？

来访者："我是谁？"

心理师：她为何将其撕毁？

来访者：也许是她不知道该如何继续写下去。

心理师：你想帮助她吗？

来访者：想！

心理师：那你去帮帮她！

来访者：我想先给她一个拥抱。她真的很辛苦。

心理师：那你给她一个温暖的拥抱。

来访者：我紧紧地抱住她，跟她说："不用着急，放轻松，你不是一个人，有我在你前面挡着呢。"

心理师：小女孩听到后，有何反应呢？

来访者：她冲我笑了笑，她告诉我，她终于找到了依靠。

心理师：很好！

来访者：我坐在她身边，紧紧地抱着她。我们在一起聊了很多很多的真心话，她告诉了我她以前遭遇的伤害，我告诉了她美好的未来，我好像之前就认识这个女孩，只是因为某些屏障，让我们的距离变得非常遥远。我俩从未像今天这样亲密、和谐。

心理师：是的！

来访者：我拿起笔，在她写的内容边上补了几句话——起初，我在迷失的幻境中苦苦挣扎。然后，我想获得他人的理解，却加剧了伤痛。之后，我开始讨厌自己，患上了"绝症"。最后，我发现坚信自己是拯救自己的最佳良药。

心理师：这些文字来自于哪？

来访者：我的演讲内容……

人在催眠状态下的意识警觉度要比清醒状态下更强，更容易关注到暂时的、转瞬即逝的思绪。心理师引导 W 进入内心的潜意识，看到的小女孩正是她内心的自己。W 的内心一直住着一个"弱小"的自己，也住着一个"强大"的自己，两者时而相处融洽，时而冲突不断。在催眠中，W 激发出了强大自我去保护弱小自我，自我疗愈内心的伤痕。我们都知道，一个人没有无缘无故的强大，更没有无缘无故的弱小，强大和弱小一定是成长中的某个特殊经历所致。催眠是将意识聚焦在某一事件上，深入背后的创伤根源开展疗愈。W 在平静的催眠状态中，卸下了内心防御，被过度焦虑和紧张情绪压抑的主题和内容，也被慢慢地记了起来。

心理师： 接下来的几天，你将深刻地记住演讲的题目和内容。当你醒来后，你会充满自信和力量，你也会将这份自信和力量带到舞台。当你睁开眼睛的那一刻，无论以后遇到什么痛苦，你都能自然地、快速地抽离于沉浸痛苦的自己，成为一个旁观者，免于伤痛。当你累了，你能立刻带着那个脆弱的自己回到现在的舒适环境，这里会带给你自信，带给你力量。这里，有你想要的一切包容和尊重。

来访者： 好的！

心理师： 请继续保持目前的放松状态，让自己继续往下沉。你会听到3—1倒数声，当听到1时，你会进入深深的睡眠……当你醒来之后，你会焕然一新，拥有最佳的情绪状态。现在，你已经做好了准备去迎接那个充满能量的自己。

3——

继续往下沉，依旧能够感觉到身体很放松……

2——

越沉越深，感觉身体越来越放松……接下来，你打算深深地睡一会……

1——

安静平和的睡眠，让你无法拒绝。一切想法都消散而去……一切声音也都飘散远去……这里太舒服、太安全……你将被这一切美好的感受环绕……你也将美美地睡上一觉……

催眠尾声有唤醒和睡去两种脚本。心理师此处引导 W 安静睡去，她已经三日未寝，太需要一场舒心的睡眠……

第十一章
我开始爱上抑郁症

　　避免直接给患者下诊断，诊断会限制治疗师的视觉，而且影响治疗师把患者当作人来建立关系的能力。一旦做出诊断，治疗师会倾向于选择性地忽略患者不符合诊断的方面，过于注重证实诊断的特征。而对一些患者而言，可能会促进和推动他们表现出这些相应的特征。

——欧文·亚隆

心理诊断对来访者没有太多的治疗意义，反而会让一些来访者有了"合理生病"的理由，这看似矛盾，却真实发生。心理疾病不仅会给患者带来痛苦，也会给患者带来希望的"益处"。W也曾享受过抑郁症的"厚待"。

来访者：每当我去回顾和您交流的内容时，都能寻找到平静内心的方法，更加深我对一句话的认识——一个良好的情绪状态，离不开一个健康的认知观念。

心理师：抑郁的本质是与自我失联，看不到生活的精彩，忽略了自我的价值。其实，这些都是内在认知失调。从我多年的临床经验来看，建立一个健康的认知体系是改善抑郁症最有效、最直接的方法。你能将自己的认知与情绪结合在一起，非常不容易。你快成为自己的心理医生了。

来访者：（笑。）我在家里就像一台扫描仪，扫描父母的心理状态，也快成了全家人的心理医生。

心理师：（笑。）

来访者：这几天我脑海里会反复出现一个想法——保持一份耐心，继续坚持一会儿。

心理师："宝剑锋从磨砺出，梅花香自苦寒来。"有太多优美的诗句赞美耐心的宝贵。耐心是一切聪明才智的基础，意味着所花的时间将有不可估量的馈赠。抑郁症治疗的过程是心智、意识、认知、观念改造的过程，全面的改造需要花时间去领悟和消化。如果说认知是改善抑郁的基本条件，那么耐心就是解决抑郁的前提。耐心地将意识停留在某个观点上，耐心地去发现生活的美好，耐心地跟抑郁症相处，听听那些被隐藏的心声，慢慢等待理性的回归，抑郁症终将会悄然无息地远离。当然，"坚持"也为"耐心"输送着源源不断的动力。

耐心并不是忍耐。耐心是主动选择，忍耐是被动接受，两者有本质的区别。耐心，蕴藏着心智、等待、准备等成功所需的一切因素，也不乏主动面对问题的气量。所有急躁、犹豫、恐惧都会成为抑郁症的养料。W 有今日的变化，离不开她将耐心融入生活的聪慧做法。

来访者：我现在才能理解您曾说过的一句话——"抑郁带来的不仅是糟糕情绪上的体验，也会让一个人身临启发之境。"抑郁症就像一把打开未来之门的钥匙，深入其后，别有洞天。

心理师：（点头。）

来访者：其实，一个人患上抑郁症也有很多好处。它能给一个人的生活带来便利，比如回避问题、逃避责任、躲避失败。

心理师：疾病是解决问题的最直接方式，但也是最痛苦的方式。

来访者：是的！我发现自从得了抑郁症，父母对我的关心也变多了，他们不仅开始想到要满足我物质方面的需求，也开始想到要满足我精神方面的期待。还有，他们也很少争吵了。在我还没有患抑郁症之前，母亲整天逼着我去学习，父亲总是指点我的生活，在这些压力下，我很难脱身，我知道再这样下去，我就得生病，他们再不去关心我，我就得发狂。我被确诊为抑郁症时，虽然很难过，但又有一种如释重负的感觉，甚至还有一点点的窃喜。我不知道这是为什么？所以我叫自己"疯子"。如果一个人疯了，就不会太在意自己的言行是否合理了。

心理师：你通过抑郁症来达到某种诉求？

来访者：可以这么说，起码我父母的关系缓和了不少。它也仿佛成为我在那个时段里处理问题的唯一方式。只要我能够忍受的了它所带来的痛苦，所有问题也都不是问题。那么多问题压在一个孩子身上，迟早会压垮她，这您也是知道的。

心理师：那么你选择的是？

来访者：我当然是选择了沉默，然后就不知不觉地顺着糟糕的方向走去。

心理师：你是想通过抑郁来劝说父母不要争吵，或者，告诉他们，你想休息一会。是吗？

来访者：是的！那时候，我拖着疲惫不堪的身体结束了一天的学习，真的好想休息一会儿。可我不敢，我害怕他们骂我懒惰，我也害怕他们因为我而争吵。

阶段性的休息和放松，本是个体合理的需求，因为休息是大脑处理信息能力恢复的过程，是自身储备力量的一种状态。但是，如果合理的休息被高高在上的"纠察者"审查时,个体难免会被戴上一顶"羞愧"的帽子。这里的"纠察者"不仅指向站在道德制高点的自我,也指向身边无休止提出要求的亲人。"纠察者"往往借用放弃、偷懒、懒惰、缺乏毅力等负面词汇去评价他人,以为那样做可以激发一个人的斗志,实则是在毁灭一个人的自信。

心理师:嗯!你上面说的这些,跟你患上抑郁症也有关系。

来访者:有,而且是非常大的关系。我经常被他们说成懒惰!其实,我一开始并不是一个游手好闲的人,我真的有在努力地活着,但还是免不了会听到他们那样说我,结果是,我真像他们所说那样,越活越懒,越懒越废,最后就生了这场大病。

心理师:有些话听多了,就会不自觉地去认同。

来访者:对于一个柔弱的女孩来说,有什么好的办法能让她在父母的强硬态度下不心生害怕?能在父母的批评下不去怀疑自己?能在同学的嘲笑下不去讨厌自己?但凡有,我都愿意一试!哪怕全身遍布伤痕,我也不管。可是,没有,或者说,有,但带来的只会是更多的伤害。如果再给我一次选择的机会,我还是会依托抑郁症,去解决那一系列破事。

心理师:你指的是没有一个合适的方法,或者准确地说,是没有一个不带给你伤痛的方法,是吗?

来访者:是的。

心理师:你怎么理解"再次依托抑郁症去解决问题"这句话?

来访者:怎么说?

心理师:是深入思考后的决定吗?

来访者:是的,不过仅限于过去的我。

心理师:(点头。)

当一个孩子陷入无尽的孤独，宁静后的思考会将他带入无止境的黑暗，任何质疑与不解都会将他推向黑暗的边缘。得一场病既有得吃又有得穿，在家冷暖有关心，上学请假有理由，那么，他可能会想：为什么不大病一场呢？

心理师：抑郁症给你带来了什么？

来访者：冷静。

心理师：冷静思考？

来访者：准确地说，它是思考后的冷静。

心理师：这种冷静具体指的是什么？

来访者：抑郁症让我更细心地去留意生活的方方面面，也帮助我去更容易理解事物的本质。比如我是怎么患上抑郁症的，为何我与父母之间存在隔阂，为何我会遭受这一切不公平的对待……看到最后，人生也不过是生老病死梦一场而已。

心理师：想到这些事也会让你冷静吗？

来访者：其实也不会啦！

心理师：那是什么呢？

来访者：剩下的是虚无。

心理师：那么你认为抑郁症给你带来的是冷静还是虚无？

来访者：您也可以理解为它是冷静过后的虚无。它给了我一个思考的机会，也给了我一个安静的世界。

心理师：你的抑郁症状改善了很多，现在呢？你会怎么去看待它带给你的"冷静后的虚无"？

来访者：我能在虚无中找到自己，也能在虚无中丢掉自己，这就像我本来已经拥有了很多，但我还是想要更多。我不断地积累，不断地储藏，激发更多的欲望去填补心中的那份虚无，后来才发现，欲望就像高山滚石一般，一旦开始，就很难停下来。填不满的欲望，让我的心灵也失去了归属。好没劲！

心理师：一个人心灵虚无其实是因为迷茫，不知道自己做什么是值得的。一个人有无价值，关键是在这个"值得"上面，没有一个让自己认同的评判标准，很难体现出自己的价值。人类会在"意义"的驱使下，找寻自己所谓的"值得"，而这个过程必然会激起各种欲望，如果，欲望需求和现实满足相差甚远，那么很难体会到知足而乐。"物质"和"精神"都无从着落，很难"有劲"。

来访者：过去，我无从抉择，也因此付出了惨痛代价。现在，我只想做个乐天派，去选择开心。

心理师：你现在有了很多的选择。

来访者：不错！这也是我不再走回头路的原因。抑郁症可以让一个人清醒地看待自己，也可以让一个人糊涂地丢掉生命，我可不想因为一时的认知局限，错失世间的美好。生命只有一次，哪怕再糟糕，再一地鸡毛，也有一些美好的事物正在悄然发生。

心理师：就拿生命来说，所有生命体只有一次感受生命的机会。每个生命体起点不同，长度不同，经历不同，对生命价值的发现和感悟也不同，这可能就是"体验生命"的真谛吧！

来访者：这需要一点时间，也需要一点耐心，我相信自己会走得更远。（笑。）

有人说："栩栩如生，却无生命，精妙绝伦，却无声无息。"生命的意义才是生命本身的价值。生命的意义始终备受人们的重视，而抑郁症患者更是致力于对生命意义的追寻。在心理咨询中，重新定义生命的意义，可以让一些迷失自我的人再次看到自己，尊重自己，打心眼里认同自己。积极心理学对生命价值的定义是基于对幸福的感知，W 在重拾对生活的信心下，也唤醒了内心对幸福的感知。一个人心中有希望，眼里有光芒，脚下就会有远方。

心理师：我发现你比以前更有自信了。

来访者：我对事物的态度发生了变化，心情也就发生了变化。在跟您进行认知调整的这段时间里，我变得更加专注自己的思维、意识，甚至还深入到潜意识的发掘。认知，几乎可以帮助我摆平生活中 90% 的困难。

心理师：（点头。）

来访者：行为跟上思想，可以做"行动巨人"，行为落后思想，就会是"思想巨人"。我敢肯定，以前的我，就是一个纯粹的思想者。

心理师：我给快乐的定义中有一部分是发展。发展是指一个人在一生中随着年龄的增长而经历的一系列的变化，这是一个进步的过程，既有量的积累，也有质的飞跃。既有新事物的产生，也有旧事物的灭亡。快乐不仅是遵循一个结果，也是在追求一个过程。你能做到思想上有突破，行动上有作为，有这样的生活态度，不管未来生活再怎么风吹浪打，你也能够为自己挡风遮雨。我相信生活的乐趣跟美好就在前方的不远处等着你。不过，在达到最终快乐之前，我还有一个问题想问你。

来访者：是什么问题呢？

心理师：你过去抑郁状态起伏变化，有没有一种可能，你对它还有一丝依赖？

来访者：啊？

心理师：（沉默。）

来访者：我得仔细想一想才能回答您……应该不是？

心理师：你说，抑郁症可以让你冷静思考，如果抑郁不在了，冷静还会在吗？

来访者：……

心理师：你认为呢？

来访者：我从来没有想过这个问题。

心理师：如你所说，抑郁之前你无法冷静，抑郁之后你可以冷静。如果你康复了，那么你所需的冷静将如何重新获得呢？

来访者：我不知道，我现在再去感受那份冷静，它更像是冷酷。

心理师：冷酷？

来访者：是的，当热情消耗殆尽后，剩下的是冷酷。

心理师：抑郁症给你带来了冷酷？

来访者：应该说它让我失去了热情。

心理师：抑郁症让你失去了热情。

来访者：我不知道怎么去形容它，那是一种整体的感受。您知道吗？

心理师：我知道，它是多种情感体验的一种结合。

来访者：是的！患上抑郁症也挺好的，我不用再去热情地对待一些事情，当然，如果它可以不带来痛苦就更好了。

这种"说不清，道不明"的感受，是由于一个人在事物识别和表达情绪方面存在困难，容易产生负面情绪。如果这种状态持续存在，也会对一个人的身心健康造成影响。W既困于抑郁所带来的痛苦之中，又还惦记着抑郁所带来的收益，也就进入"模糊不清"的状态。越是观点不清的认知，越可能是抑郁卷土重来的诱因。认知的形成是一个漫长过程，情绪和刺激事件的联合，会让个体对某一意识产生特别的记忆，习惯后生成为固定思维，即自动思维。之所以被称为自动思维，是因为它具有独特的"记忆—提取"的连贯结构模式。大多受情绪困扰的来访者很难捕捉到固有思想活动，最终陷入负面情绪。访谈中，心理师将帮助 W 去识别她的自动思维。先通过真实性检验，再到理解反思，最后突破局限认知来干扰自动思维，心理师引导 W 具象地、清晰地去看待抑郁所带来的收益部分，是否是她真实需要的部分。抑郁症给 W 带来的益处根深蒂固，这需要心理师更细心地、更具有技术性地去开展接下来的工作。

心理师：也就是说，抑郁症可以让你获得冷静、思考、虚无和冷酷，同时也给你带来了痛苦。有没有一种状态是不得抑郁症，也可以获得你所需要的这些呢？

来访者：有，我把它理解为一种状态。每个人都可能患上抑郁症，有些人没有感觉到痛苦，是因为他们对抑郁症还不太了解，也许他们已经感到痛苦，但出于对心理疾病的担忧，他们封锁了自己。还有一部分人患有抑郁，但不被其所困。这些人通常有着一颗强大的内心，让他们在面对抑郁时，有着充足的勇气。不过发自内心的强大和伪装出的强大，完全是两回事！剩下一类人是像我这样，愿意寻求外界的帮助，是清醒者。清清楚楚地看到自己，清清楚楚地接受自己，假以时日我会真正做到完全面对自己，也就不会抑郁。

心理师：这是一种怎样的状态？

来访者：面对真实的自己，豁达的一种状态。

心理师：面对真实的自己就可以获得冷静和思考，是吗？

来访者：是的，话又说回来，谁都有得抑郁症的可能，抑郁后更要学会怎么去面对自己，面对抑郁。

心理师：你现在有了面对抑郁的方法，是吗？

来访者：是的，面对自己。

心理师：以前呢？

来访者：以前的方法是"抑郁"，用"抑郁"来应对"抑郁"，情况会更糟。我潜意识里的确还存在对"抑郁"的依赖，当我把自己放在"被抑郁"的状态时，就好像可以不用去面对一些问题，人的潜意识是不是一遇到问题就想逃？

心理师：是，也不是！"逃"可以理解为自我保护，人的本能是自我保护，保护有很多方式，比如逃、面对。当人面对问题感到困难时，才会想到逃。"被抑郁"是将自己被动交出，面对抑郁，缺乏心力。

来访者：嗯嗯！经历了这一切，回头再看，抑郁症本身也没有多么可怕。抑郁，本身是一种情绪的表达方式，谁还没有个情绪低落的时候。我们用尽一切方式去规避一直持续的负面情绪，本质还是因为没有一个有效的方式去面对它。

心理师：你现在怎么看待对抑郁症的依赖？

来访者：浮于表面的事情总会更容易被人们看到，而且更容易让人们去相信。我相信抑郁带来的好处是我需要的，"需要"在"缺乏理性"的前面，可能会成了"自作主张"，自己选择了被动生病。我选择去看到父母两人因为我得抑郁症的缘故而关系变得缓和的表面，屏蔽了两人关系其实仍然不融洽的事实，其实他们在我生病后，还是会相互指责。学习也是，从表面上看，不去学校，可以规避掉做作业的烦恼，而随之而来的是，我的成绩一落千丈。原本想到的是，只是回避一次就好，可有了第一次，就会有第二次、第三次……结果，休学一年。我失去的，远比获得的要多得多。

心理师：（点头。）

来访者：我以前回避柔弱，现在面对柔弱。

个体从小就接受要"坚强"的教育，会认为哭是软弱的表现，是弱者的标签，是一种羞耻的行为，拘谨于让别人看到真实的一面。对一个"坚强"的人来说，不断强化自身对"赞美""强大"的需求，其实是对过去缺失的一种补偿，其所有意识行为都趋向于对外界展现出最理想的自我，来获取他人的认同，但最终会发现，自己还是无法摆脱他人映射下自身真实柔弱的一面。因为大部分个体都处在这一"恶补"的模式中，也都在被要求"坚强"。他们持有的那种展现自身柔弱的行为会被他人嘲笑的想法，无疑是将自己的好坏交由他人定夺，从而陷入持续的精神内耗。人生是自己的人生，生活也是自己的生活。向他人呈现出真实，是个体具备有效处理日常生活中各项挑战的心理能力，是健康、独立的个体持续且自信地前行的动力，也是个体与外界建立深层信任关系的基础。人们都喜欢真实，而"柔软"恰恰是最后一道屏障。

心理师：抑郁症的好处只会在你没有办法面对它时才会出现，当你能够正视它时，其实它也没有想象的那么可怕。你的内心会引领你去勇敢地追逐你最想要的东西。

来访者：我将把抑郁症视为我生活的一部分，虽然它看不见，也摸不着，但就那么真实地存在。如果我一直致力于将它踢出生活之外，反而会产生更多的消极思想，恶性循环，得不偿失。踢出去？为什么我和它不能成为朋友，而一定要敌对？不能牵手示和？既然负面情绪的背后隐藏着重要信息，也许它是想像朋友一样地帮助我、解救我。我又有何不能张开双臂，大度地拥抱它？

心理师：当你学会了接纳，就意味着转机。

来访者：我这是在接纳抑郁症？

心理师：是的，接纳不等同于一味被动地接受，接纳是结合理性与感性，认知事物本质，做出最适合个人发展的过程。就拿抑郁症来说，对抗会让问题变得棘手，放任不管，又会陷得更深。接纳抑郁症并非是"不治疗"，而是将短期负面情绪带来的痛苦，化为建立长期心理健康意识的条件，并且，持续为一个人的自省提供源源不断的动力。

来访者：抑郁就像绘画中的染料，我允许它在我人生的画布上任意"舞动"，只要静静观察和感受，即使结果是一幅抽象的作品，那也是美的！

心理师：当然！

来访者：如何更好地做到接纳呢？

心理师：接纳抑郁的过程也是情感自我照顾的过程。照顾情感可以抚慰伤口。既然是照顾，就需要先做到理解和感受痛苦带来的悲伤，告诉自己"我已经感受到它所带来的痛苦"，然后静待人生转机的出现。既然对自己伤痛的认同一定程度上可以减弱它的摧毁力，那么与痛苦的对抗欲也会随着理解而被降低。

来访者：抑郁症最终走向的是改变，我开始爱上它了！

心理师：嗯！

来访者：这跟以前的依赖完全不一样。我之前虽然受它严重影响，但也无法否认它是我人生前行的"导师"，将我引向关注自身的成长，免受更多磨难所带来的痛苦。

心理师：那些我们暂时无法战胜的、无法克服的困难，不妨先选择与之合作，合作也是一种"摆脱"。

来访者：是的！摆脱依赖，追求幸福！

精神分析学认为个体在对抗、冲动下，可能会引发神经症或身心疾病。病症的出现，某种程度上也是对内心冲突的缓解，比如"我生病了，所以可以任意发泄情绪"。疾病受益是一种普遍存在的心理机制，个体通过疾病来获取外界的关注和理解，满足自我成长中缺失的需求。W 抑郁的 13 年，也是"获益"的 13 年，心理师除了治疗她的抑郁状态以外，也要预防她依赖抑郁的心理。当 W 离开抑郁后，她需要相信自己已经具备应对未来生活的能力。如果她依旧没能从依赖疾病的心理中走出来，那么往后还是会再次陷入抑郁，到那时，卷土重来的抑郁症只会更加严重。

　　心理师：人类对幸福的追求是无止尽的！

　　来访者：心理学对幸福有定义吗？

　　心理师：心理学对幸福有很多的定义，幸福是基于健全的身体和健康的心灵，表示一个人具备对幸福觉悟的思想。幸福是一种奢侈品！美国《华盛顿邮报》曾评选出人类十大奢侈品，其中无一跟物质有关，我认为那是对幸福的终极定义。①珍惜和尊重生命的觉悟；②一颗自由、喜悦、充满爱的心；③走遍天下的气魄；④回归自然且有与大自然连接的能力；⑤安静而平和的睡眠；⑥享受真正属于自己的空间和时间；⑦彼此深爱的灵魂伴侣；⑧任何时候都有真正懂你的人；⑨身体健康并内心富有；⑩能感染并点燃他人的希望。

　　来访者：物质奢侈品很容易得到，但是非物质的奢侈品就不是那么容易能够得到。

　　心理师：我们可以为此而努力。

　　来访者：我最近开始关注生命的意义，睡眠也变得越来越好。这么看来，我是不是已经有了两个奢饰品。

心理师：你通过改变，让父母看到了希望，给特殊儿童送去心灵的关怀，这些都是在点燃他人的希望。

来访者：（笑。）又多了一个奢饰品。

心理师：总结下我们今天交流的内容？

来访者：今天我们一起讨论了有关抑郁症意义的话题，我也理解了接纳不等同于接受。我坚定了敞开心扉去拥抱抑郁的想法，因为，合作总比对抗好。在自动思维上，我清晰意识到它对我病情康复的消极影响，今后我还需要合理规避，而这一切都要从是否对抑郁症有依赖心理的自查开始。以上这些都对我今后的成长有着非凡意义。

心理师：嗯。

W在日记中写道："这又是一次很美妙的心灵对话，我已经记不清自己有过多少次因为顿悟而感到惊喜的瞬间了，我只知道这在我和心理师的交流中是经常发生的事。我的心理师帮我掌舵着人生帆船，我就像一台停转已久的发动机，正在重新启动，而且越转越快。海面上的惊涛骇浪可以视为我人生中遇到的艰难险阻，我现在可以看清风向并借力于它，让自己的人生小船免受海风的摧残。而更为关键的是，我那早已堆满无处存放的能量，正在汹涌地往外释放。我坚信，人生的小船会载着我去往我想去的海岸。不过，成为生活的主人前，我还需要不断地关注心灵的活动和注重自我的提升。今天的心灵沟通，我又有了三点启发：

1. 我潜意识里会依赖抑郁症，在此之前，我并未意识到这会给我带来潜在危害。

2. 我接受抑郁症给我带来的人生启发，也接受抑郁症给我带来的痛苦折磨。不去跟抑郁症正面对抗，去接纳它、去体验它，越想控制它，越会遭受它的猛烈摧残。

3. 保持个人精神的富裕更容易挣脱思想上的困扰，也更容易感到快乐。

做好当下该做的事情，幸运的事自然而然就会发生。"

心理工作是一种服务性工作，心理师在洞察来访者核心需求的同时，也在完成对个人欲望的超越。这个职业有着异乎寻常的特权，也会给心理师带来异乎寻常的满足。传统的分析学认为，只有充分被分析的心理师才能更好地引导来访者完成对自我的探索。W在日记里将心理师比作她人生帆船的掌舵手，这在早期的咨询中，是可以推动咨询计划的进展的，但在后期，这样的认知可能会成为她的另一种依赖。成为他人人生的掌舵手始终不是心理师工作的本意。心理师也始终抱着来访者会比心理师走得更远的工作态度去察觉自我，那样才是"共赢"。人生最好的决策者永远是个体自己，将 W 的人生掌舵权最终引到她自己的手上，是心理师在本案中始终不变的核心目标。

第十二章
梦——显于内容，隐于思想

　　梦的过程是转瞬即逝的。我们认为，可以将其看作意识对梦所表现内容的感知。但我们发现，梦的前面部分可能遵循一个缓慢的、跌宕起伏的过程。至于大量的梦内容是如何压缩成一个短暂的瞬间，我们认为，是梦紧紧抓住了心理形成的时机。梦因记忆扭曲而瓦解，但这个事实并不影响我们的观点，因为它不过是梦一直进行着的伪装过程最后的呈现部分。

　　　　　　——（奥）西格蒙德·弗洛伊德《梦的解析》

梦是睡眠中无意识的心理活动。构成梦境的素材都是现实的经历，它们通过潜意识的梦境呈现出来。"显于内容，隐于思想"形容的就是梦。梦具备一切象征性意义，这在心理活动探索中，具有独特价值。它可以随意呼唤出意识之下无法被唤起的记忆片段。梦以无意识形态的方式呈现也有助于一个人缓解压力。如果一个人被剥夺了做梦的权利，那么他也会出现抑郁的症状。

　　来访者：每个人都会做梦吗?

　　看得出来，W 在来之前，已经做好了探索梦的准备，访谈刚开始，她便直奔主题。

　　心理师：这个疑问是从哪里来的呢?
　　来访者：我最近在看一本书，名叫《梦的解析》。
　　心理师：这本书主要是对梦进行探索和解析。

来访者：对我来说，这绝对是一本很难读得懂的书。

心理师：梦是一种意识的附体，也是潜意识状态的呈现，它是连接着意识和潜意识的桥梁，将潜层且变化莫测的瞬间思想通过文字语言的形式展现出来，是一件很难的事，所以这本书你阅读起来会感到有些吃力。不过，难有难的阅读方式，需要你花更多的时间去理解。你阅读后提出了上面的疑惑，说明你也是有收获的。这一点很肯定。

来访者：阅读之余，我也会试着去解析并分享自己的梦。我发现，不是每个人都会做梦的，我父亲就告诉我他从来不做梦，他的睡眠质量一向很好！

心理师：做梦是一件非常正常的事，每个人都会做梦，你父亲也会。精神分析学有一种解析——大脑潜意识能够弱化梦境，记不起做过的梦，这和压抑意愿有关，忘记的部分也是不愿被提及的部分，才会选择"删除"。这些被压抑的想法也会通过其他的方式呈现出来，其中包括心理疾病。

来访者：这么说我父亲也有心理疾病？

心理师：可能，非必然。

来访者：原来是这样！这应该也跟一个人的记忆力好坏有关系吧？

心理师：不仅跟记忆力有关，还和梦境带来的感受刺激的强弱有关系。太平淡的梦境很难被做梦者提取出来。

来访者：我母亲的梦里只出现黑白两种颜色，而我的梦里会出现彩色。梦还会有颜色之分吗？

心理师：彩色的梦一般代表的是幸福和快乐，当然，这是主观上的理解，事实上，梦和我们的情感息息相关。具有丰富想象力的人，更趋向于做色彩丰富的梦。偏向理性的人，他们的梦境多以黑白为主。看得出来你对梦很感兴趣，最近有没有印象比较深刻的梦？

W对梦充满了好奇，这份好奇会驱使她深入到梦境，探索其带来的潜层信息。梦的神奇正是它充满着奇幻的色彩，比如"梦到在漆黑的夜晚被好朋友追杀""梦到自己杀了人正在处理尸体""梦到高中暗恋的对象突然跟自己说话"，现实里不可能发生的事情，都在充满幻想元素的梦境里出现。梦境背离于清醒意识下的世界既让人惶恐不安，又让人流连忘返。梦境都有着什么意蕴呢？古有周公解梦，今有精分析梦。周公解梦侧重于趋吉避凶，而心理学的析梦则是站在实用的角度出发，解答梦者疑惑，以此消除心理烦恼，服务生活。

不管梦有多么梦幻，科学研究者们在对睡眠的研究中还是会有一些惊奇的发现，比如人的睡眠分为五个阶段，分别是入睡期、浅睡期、熟睡期、深睡期、快速眼动期。根据脑电波显现，在快速眼动睡眠阶段，人的大脑处在非常活跃的状态，而梦就出现在这个阶段。如果一个熟睡的人在快速眼动睡眠阶段被叫醒，那么他就会记得当时正在做的梦。

来访者：我在枕边笔记里记下了两个梦，我尝试去弄清楚它们背后想表达的含义是什么，结果不是很理想。您之前说过，我感兴趣的一些梦可以拿出来跟您探讨，这不，我今天就带来了两个梦。

在一个阶段的心理咨询计划中，心理师会试图先了解来访者对梦的兴趣程度来决定是否让来访者做释梦前的准备工作。W一开始就对梦呈现出了热衷的兴趣，心理师更不会错过这宝贵的治疗机会。W良好的阅读习惯和自我分析能力，填充了她除了咨询室以外的自我成长空白期。W在一次访谈中谈及正在阅读《梦的解析》时，心理师便对她做了记录梦境的提示：床头边准备一本记事本，每次起床后的第一件事是尽量将自己能够回忆的梦境记录在记事本上。这种方法对于梦境很少的人来说，有助于他们回忆自己曾做过的梦，那种自认为能够记得很清楚而不需要记录下来的想法，会让人错过最宝贵的潜意识信息。当我们开始回忆梦了，一些深入的潜意识也将要浮出水面。

心理师：梦是睡眠向我们施益的一种方式。让我们一起看看潜意识想要传递给你的信息是什么吧！

来访者：第一个梦——我要去旅游了，可我不知道目的地是哪。旅游前，我想为家人做点什么，想了想，不如亲手为家人做一顿美味的晚餐吧，我已经好久没在他们面前展现过厨艺了。我轻松地走进厨房，做了一个深呼吸，准备大显身手。可是做些什么好呢？我一边绞尽脑汁地想着，一遍扫荡着厨房里的每一个角落。突然，我看到了一条长得长长的，像蛇一样的鱼，我好像在哪里见到过它。没错！那是一条又肥又粗的鳝鱼。我既有些兴奋，又有些害怕。不如就做一盘爆炒鳝鱼吧！说着，我撸起袖子，准备开始。不过，怎么杀死这条鳝鱼呢？它那柔滑的身躯真的让人无从下手。这时，我的父母走进厨房，他们执意要帮助我，但被我果断拒绝。我可不想被他们笑话，我试着将手伸入装有鳝鱼的木桶里，准备将它拿出，随着一声"哗"的水响，鳝鱼从我的指间滑脱。我有些沮丧，站在一旁的父母可劲地笑着。好吧！我可不能就这么轻易地认输，我再一次将手伸入木桶，用中指和食指紧紧夹住鳝鱼，然后用力朝地那么一甩，那条鳝鱼昏过去了。我成功了！我带着骄傲的神情看向父母，他们低着头，也不笑了。过了一会，堂弟也来到厨房，嚷嚷着让我陪他玩捉迷藏，我见他年纪还小，便不忍心拒绝他。游戏开始了，我想先逗一逗他，我告诉堂弟如果他藏在沙发上，用毛巾遮住脸，姐姐就找不到他。他相信了，真的将毛巾盖在脸上。天啦，他真的消失了，我原本以为那只是个玩笑。我焦急地找遍家里的每一个角落，都没有发现堂弟的身影。坐在一旁的家人看到我着急的样子，都在笑我。我感到很不安，我想尽快离开这个环境，我推开门，飞快地向外跑去。

W 的梦代表了什么？梦境中出现的"旅游""厨艺"等元素又指向什么？梦境中的元素通常有象征意义，比如梦见鸟巢象征母体的"子宫"，梦见老虎象征威胁和攻击，梦见尸体象征死亡或生命。在心理咨询中，很多对梦境的解释是建立在"假设"上，而忽略了梦境制造者的解说。心理师在析梦的工作中，一直试图避免用固定的释义来限制梦境制造者宽广的思维活动。因为，正是那些杂乱无章的心理漫游，才能让个体感受到"梦中世界"与"清醒世界"的差异，也更能流露出一个人的所思、所感、所欲、所求。忽略问询来访者对元素的想象理解，直接加以对梦的解析，往往会错过来访者本身想法中蕴藏的重要信息。我们都知道，即使在同一文化影响下，人们对同一词意的解释也会受风俗习惯的不同而有所差异，更何况还被人称为仅靠推论和假设解析的抽象梦境呢？这里，W 是自己梦境的创造者，也是自己梦境的解析者。

心理师：这个梦蕴藏着丰富的信息量，我想先听听你之前尝试解析出的内容有哪些。

来访者：我了解到男性生殖器官在梦中对应的意象元素有木

棒、树干、匕首。一些爬行动物和鱼类也被释义为男性的生殖器官。鳝鱼在这里的解释更像是男性的生殖器。我联想到最近自己和男朋友有亲热行为，那时的感受跟梦中见到鳝鱼既兴奋又害怕的感受特别相似。

心理师：梦境是将现实发生的事件，以扭曲的象征物的形式再次呈现出来。梦中的鳝鱼就是扭曲的象征物，它代表着你对和男朋友亲热行为的一些记忆和感受，也代表着你对爱情的期望和憧憬。

来访者：可是我在梦里为什么要杀死这条鳝鱼呢？

心理师：你可以对这个场景的梦进行丰富构建，比如在梦境中，你是怎样杀死它的。

来访者：我想把它从木桶里拿出来，可是它一直在那挣扎，并多次从我手中滑落，大概是它后来没有力气了吧，我就用前面说的方法将它制服。也许是它前面挣扎得太厉害，太累了，拿出来没过多久就死了。

心理师：这是一个怎样的过程？

来访者：一场斗智斗勇的抓捕游戏。

心理师：最终你获胜了！

来访者：是的。我要展现出比它勇敢，我要克服内心里对它的害怕。其实，我在和男朋友的亲热中，也想表现得勇敢一点。毕竟，亲热这事，免不了会有一些害羞。我以前虽然情感经历很丰富，但那些都谈不上是健康关系，更不是什么爱情。这次不一样，在找回自我后，我更想切切实实地谈一场恋爱。

心理师：坦诚地进入一段关系是勇敢者的游戏。

来访者：对！这就说得通了！

心理师：梦境中你拒绝父母的帮助，独自完成一件事情，这很了不起。

来访者：是的！

心理师：你认为他们从嘲笑到低头不语的变化说明了什么？

来访者：我倾向于解释为这是一种情感的束缚。这就像父母总是不放心儿女能够做好一件事，谈好一场恋爱，他们希望参与进来提供一些帮助。事实上，这属于过度保护，剥夺了儿女的自主权，甚至还会让儿女种下自我怀疑的种子。梦境中的拒绝是一种精神独立的表现，意味着我可以独立思考，独立判断。关键核心是我知道了"我是谁"，我是一个愿意摆脱不健康依恋关系的人，是一个寻求彼此尊重健康关系的人。我成长的事实也免不了会给他们带去某种失落，因为对他们而言，我的成长意味着他们被我抛弃，我不再需要他们了。

心理师：这是你的梦境，所有元素都出自你的生活。你的梦正带领着你进行某种复演和回忆，那些被遗忘的记忆，正在被一点点地重新找回。梦中，你建立父母对你依恋的场景，其背后隐藏的信息又是什么呢？

来访者：我对家人也恋恋不舍？

心理师：你认为有这种可能吗？

来访者：有这种可能性，而且还很大。我现在正经历着从依赖到独立的过渡期，我尽可能地告诉自己，这个阶段是我人生成长的必经之路，也是健康之路。父母慢慢老去，人生重担终究是会落在我的肩上，只有扛起这份沉重的责任，才能为己忧、为人忧、为家忧，才能完成自我价值的实现，那样人生才有意义。感谢父母一直以来对我的守护，如今是我该向他们说"谢谢！"的时候了，所以……我知道了！我为他们准备晚餐其实是在向他们表示感谢。

心理师：这里需要特别说明"独立"和"完全独立"的区别。"独立"的健康状态是"走向独立"，指的是经历一段过程之后可能达到的某一结果，重在过程。比如一个人学会学习的过程，学会一个人生活的过程。每个个体在发展"走向独立"阶段前都会经历依赖，在生命的任何阶段，个体都离不开一定的互为需要的关系基础，再怎么独立的人如果生病了，也会退回到需要依赖他人的状态下，所以，也就没有"完全独立"。那么，究竟怎样才能变得独立呢？不再依赖父母呢？是突然不和父母联系，停止向朋友求助？这样就能独立？答案明显是否定的，这类"一刀切"的做法不但没有效果，还强化了个体的防御机制，封闭了自己。怎样才算真正的独立呢？其实它是指建立一个认知——在成长中，我们需要经历走向独立的过程！

来访者： 这听起来很像一段旅行！

心理师： 是的！梦境一开始，你提到了旅行。

来访者： 我知道自己旅行的目的地是哪儿了。这是一段走向接受自我、感恩家人、独立思考、内心富裕的独立人格的心灵旅行。原来，我的梦一直在提醒着我该怎样走好人生路。

梦境中的画面和现实里的场景惊人地相似，是因为"原型"广泛地存在于人类生活中，大脑将人类对于外在事物的印象，通过脑神经进行转换，进而让一些记忆在脑中产生，所以才形成了很真实的梦境，这些梦境也是人类在潜意识中所表现的东西。W 的梦在告诉她，自己的内心一直存在着智慧，但需要她去经历一些挫折、孤独才能发现。梦一直在引导她不断地去关注自己、审视自己，而不是用别人的要求去要求自己，不过多地被他人话语影响。

心理师： 梦在告诉你要相信自己的判断和决定。

来访者： 梦真的太神奇了。她仿佛也在告诉我追求自我是一个漫长且崎岖的过程，但也只有经历这一过程才能达到成功与超越。

心理师： 梦就像一块砾岩，每一个碎片都有它的特别之处，也值得人们去特殊地对待。前半部分的梦境，在你的解析下，有了意义，那就是自己的改变。在后半部分的梦境中，堂弟又是另一个碎片，请你现在继续尝试着将这部分的场景进行丰富处理。

来访者： 他是我叔叔的孩子，小我6岁，非常勇敢，也特别聪明，家里上上下下的人都非常喜欢他，几乎天天都围着他转。

心理师： 梦境里，你和堂弟在做游戏，现实中你们之间会有互动吗？

来访者： 谈不上是互动，我对这个弟弟会有一种说不上来的感受。嗯……每当我看到他时，我总会有种莫名的不适感，总刻意地跟他保持一段距离，甚至有时耳边会出现一个奇怪的声音——他好讨厌。

心理师： 讨厌？

来访者： 是的，我有罪！我不该这么说他。

心理师： 你认为是什么原因让你对他的情感出现隔离的反应？

来访者： 我的影子！

心理师： 你的什么影子？

来访者： 我在他身上看到以前的自己，并对自己的性别感到自卑。

心理师： 这里面是有什么故事吗？

来访者： 我母亲告诉我，我出生的那一天，爷爷奶奶得知母亲生的是女孩，特别不开心，一个星期后才来医院看望我和她。我不敢相信，一个新生命的到来，居然没给他们两位老人带去一丝欢快。而对于我堂弟的到来，他们的反应却完全相反，欣喜若狂。堂弟是家族晚辈中唯一的男性，一出生就吸引到了全家人的目光。我还清晰地记得他们那欣喜不已的表情，仿佛在说，"终于有了接班人"。我们家是有皇位要继承吗？太吓人了，他们这种腐朽的重男轻女的思想观念，也直接影响了我的父亲，间接地影响了我。我记得父亲曾问我想不想再多个弟弟，这句话给我带来了深深的阴影，当然我不是排斥多一个弟弟，但这句话多少带着伤感，难道不是一个很大的问题吗？很长一段时间里，我一直认为我是这个家庭的可替代品，如果哪天我惹大家生气了，我就会又多出一个弟弟。

心理师：这解释了梦境中堂弟消失的场景。梦境里的消失可以理解为潜意识上的规避意愿，你不希望回忆起曾被家人忽视对待的经历。梦境中家人的嘲笑，更像是你与堂弟相比更缺少被家人关注的一种解释。当你发现梦中的堂弟不见后，焦急地找寻，这更像是你对他一面关注一面远离的矛盾心理的写照。你的理性在告诉你，这一切都不是他的问题，但是你的感性又驱使你去回避他，你自责，也难过。找寻的行为是缓解内心自责的表现，体现出你想和弟弟在关系上能有进一步突破的意愿。

来访者：我最后跑出这个家，也可能是对过去经历的一种释怀吧，我不想再和他们有任何争吵。离开并不代表逃避，也不代表憎恨，而是通过一段距离来保护自己，保护大家。离开也并不代表真的离开，而是断了一味陷入悲观、懊丧、自责的思想。这次离开是我主动选择的，比起以往只会被动用遥远的距离来抚慰受伤的心灵，最后得到的效果是完全不同的。再远的距离，内心没有健康断离，也不过是一时之静，而长远的安宁才是我内心真正向往的一方净土。当我想通这一切时，的确像您所说那样，我可以正视堂弟，因为真的不是他的问题。

心理师：如果在三个月前，我们会专门将"重男轻女"作为访谈的主题，但今天，你已经可以用成长的视角去看待过往的经历，有力量去面对那个曾被家庭忽视的自己。如果你想跟过去的自己说点什么，你想说什么呢？这一回你来当自己的心理医生！

来访者：我会跟她说：嗨！你还记不记得有一次，你跟父亲闲聊到了叔叔和婶婶的"妻管严"婚姻，那时候父亲说了一句很幽默的话，说叔叔得为家庭地位而战（笑）。你当时听了的确有些不舒服，便反问父亲，如果以后他的女儿在婚姻中受了委屈怎么办，父亲铿锵有力地说出两个字"他敢"。那一刻，你觉得自己是这个世界上最幸福的"小公主"。虽然在这些年里，家人还是会隐晦流露出重男轻女的思想，但他们也在尽力规避这些陈旧的思想，尽量去照顾家庭里女性的感受。你想，如果没有你出现，他们那"腐朽"的思想，是不是会更严重？也许你是一个小天使，降临到这个家庭，正在履行着某种使命。

心理师：你的出现对整个家庭而言，是一次"拯救"。

来访者：对！这是一次摒弃旧思想、迎接新观念的特别拯救行动。（笑。）

精神动力学认为神经症的来源跟力比多（性本能的内在原发动能力量）被压抑有关，本能欲望不能得到合理释放，便转化为神经症状。人们一直想解决的问题其实就是两个问题——"我值不值得被爱？"和"我有没有价值？"——这几乎成为所有心理活动的基本动机因素。力比多产生的爱意会驱使儿女对父母产生情感上的依恋，同时也在检验着自己值不值得被爱，这本能促进个体的发展。然而，心理健康体系的建设免不了会受到一些陈旧思想的阻碍，"重男轻女"就是其中之一，它的存在压抑了个体某些本能的需求，进而直接关乎着一个人的心理健康质量。重男轻女的思想从未得到彻底消除，它不过是在和现代社会形成了鲜明的对比后，选择藏匿得更深罢了。W同所有女孩一样，经历着成长的发展阶段，当她发现自己望眼欲穿的"爱"被身体构造完全不同的弟弟轻而易举得到时，一系列对自我性别的抵触思想也就随之而生，比如"如果我是男孩该多好""我是女孩，所以家人不爱我"等。身体结构的不同成为自身成长的弊端，任何未被满足的本能需求都可以嫁祸到性别上的差异，最后对自己的憎恨也会转向"发起人"——弟弟。与此同时，内心又会出现另一个声音：他是我的亲人，我不该这么想，我是家族罪人。当一个人套上罪人的头衔去想一些罪恶邪念的事情时，那么不合理的行为也就看似合理了，这也是W自认有罪的动机。

来访者： 我的梦，就像那伸手不见五指的黑暗中出现的一缕光芒！指引我前行，疗愈不是等着别人来解救，也不是通过伤害他人来自保，如果善于发现，潜意识里本就蕴含自救的力量。我以前总希望自己是拯救世界的超人，不停强化自己对美好生活的幻想，享受唯我独尊的惬意。思想万里，行动半米。我想动起来，真正意义上地动起来。最近我看到一则新闻，一个旅游景点里的小溪堆满了游客乱扔的垃圾，一只青蛙被围困其中。生命和责任，动物和文明形成了鲜明的对比，我不由得感到一阵揪心。我最近加入了一支西藏公路环境保护团队，他们有一个美丽的名字——时代拾荒者。我想做一回"拾荒者"。

心理师： 这是一个很"大胆"的想法，也是一个极具意义的做法。

来访者： 生活总在指引我们去明白一个道理——如若留心，或有惊喜。

心理师： 你曾一度被生活击垮，但今天，所有你在生活面前呈现出的勇气和决心，已经不能再用一个词语"非凡"来形容，我想不出更优美的词汇来形容你如今的改变。但我知道，你重新对过往经历进行解读，发现那些曾经的伤痛也可以成为帮助他人的力量，这个过程一定很美，也一定很特别。

来访者： 如果有机会，我很希望能够将自己的故事分享给别人，准确地说是那些正饱受抑郁症折磨的朋友们。我理解他们的痛苦，也理解交织在失望和希望之间再坚持一会的无奈，因为，我曾经也是他们中的一员。我想告诉他们，哪怕生活没有一丝希望也要再等一等。我记得您曾经说过——我们无法寻找意义，但我们可以创造意义，生命同样并不具有与生俱来的意义，就像一张白纸，我们可以在上面任意画画，哪怕纸张已被黑墨污染，不用灰心，可以试着去延伸这张白纸，即发现自己的优点。当延伸出的纸张（优点）越来越大，原有的污点（缺点）就会显得越来越小，直到看不见，而且，这一点污点也可以成为勾勒优美画境的起笔之处。

心理师： 当你能够理解梦的意图时，便可以带着所获的启发，继续新的旅程。

来访者： 我明白！它不仅让我成为独立自我，也让我时时刻刻感知到自己拥有着自己。

古人视梦为神赐之物，梦源自神谕和魔力。"古典释梦学"和"经典释梦学"认为对梦的认识是在其特有意识和意图下的产物。梦所具有的象征性，超越了现实羁绊，投射被压抑的需求。既然梦是心理活动呈现的一种方式，那么心理咨询中对梦的使用的重要性也是不可低估的。不过，梦确实有其复杂之处，虽然它是通过象征物反映出个体的心理活动，但它那神秘的特性也是引人争议的，弗洛伊德学派和荣格学派关于梦的尖锐纷争更是模糊了人们对其的理解，这也是让一些使用者感到挫败和敬而远之的原因。心理师想说的是，正是那充满神秘的特性，梦才具有独特和无形之意的价值。如果一个心理工作者善于从分析自己的梦中获益，也会提升他在咨询中对梦的使用。梦蕴含着众多意义，在对来访者的析梦中，没有任何一个梦能比得上和心理师有关的梦更具有治疗的价值。

W 的第二个梦跟心理师有关。

来访者：那是一个阳光明媚的上午，我和一位男性漫步在姹紫嫣红的公园里，这无与伦比的风景不只有我们两人正在欣赏，放眼望去，还有很多的成年人在清雅安静的公园里散步休闲，也有一群孩子在不停地嬉笑打闹。这里，每个人的脸上都洋溢着笑容。我沉浸在繁密花朵的光辉中，聆听着生活传来的美好声音，别有一番飘飘欲仙的感觉。远方突然传来了一阵阵孩子们的朗诵声，顺着那铿锵有力的音节，我联想到自己的英语水平还不错，便暗暗自诩。快乐是需要分享的，当我转向身边的男性，打算同他一起分享时，却看不清他的脸。他是谁？我微眯着双眼，尽量保持眼光的聚焦，哦！原来是我的心理师！他双鬓斑白，脸上布满了沟壑，笔直的腰也佝偻着。我很疑惑他怎么会如此苍老，在我困惑时，我发现他越变越老，身上竟然开始结上一层冰霜，越结越多，最终包裹了全身，我再也看不到他的脸庞。

W 和心理师一同合作完成了对该梦境的解析：

这个梦传递着一种希望。

首先，漫步公园象征心灵旅程，公园里的人们指向现实生活中正在休息区等待心理咨询的来访者，郎朗阅读声代表着心理师和来访者正在交谈中。W 对自身英语水平的肯定，是对心理咨询认可的一种反映。欢快而又热闹的公园指向生命力和创造力。心理师渐渐老去的容貌是 W 在看到自身的强大后，潜意识里出现和心理师分离的想法，也正表明了 W 有信心、有能力独自去面对接下来的人生旅行。梦中的白发可以理解为伤感的情节，结合心理师老去的面孔，上升到对生命的终极认知：生命固然有终结的一天，但生命创造的涟漪也需要被我们认真对待，因为它能触动我们每一次成长，生活并不总是一帆风顺的，但我们一定可以在披荆斩棘后浴火重生。

访谈结束后，心理师在咨询笔记上记录下这样一句话：

钢琴曲 *Tassel* 中，忧伤的提琴声无法掩盖住整曲想流露的放松、欢快的优美旋律，生活又何尝不是这样，有些失望终究会被新生的希望所覆盖！

第十三章
我讨厌心理师

　　咨询室是一个容纳秘密的地方，来访者在这里向心理师袒露内心的秘密，而这些秘密不被第三个人所知。知晓秘密是少数人的特权，这也正是心理健康行业对从业者提出严格的职业素养要求的原因。心理师在引导来访者探索其心灵深处世界的同时，也需要完成对自我的探索。积极的心理师总是不断地寻求改变和突破，同来访者一样，他们也在不断的自我觉察和探索中收获成长。

改变会痛苦，不改变也会痛苦，当改变的痛苦大于不改变的痛苦时，人们也就倾向于安于现状。当不改变的痛苦大过于改变的痛苦时，改变也就一触即发。这是人们赖以生存的法则，也是人性规避痛苦的本能。W 在改善抑郁上做出的一系列改变的背后，也都经历着内心的纠结与埋怨。

W 在管理情绪的意义赋予练习法作业里记录到：

1. 情绪：烦躁。

2. 原因：因为要坚持作业，所以我感到疲劳。

3. 转变：坚持作业，我感到很开心，因为……

      使我成长得更快；

      使我变得更优秀；

      使我能够更早地摆脱抑郁情绪；

      使我能够证明自己可以应对任何压力；

      使我跟心理师之间的对话更有效；

      使我能够控制负面情绪；

使我能够有力量去面对消极想法下的自己；

使我能够更好地去适应外界环境的变化；

……

很多事情本身没有意义，而可以人为附加意义。心理师给 W 布置的家庭作业是通过意义换框法来帮助她管理自身的情绪。事有因果，前因出后果，因为"坚持作业"的因，让 W 有了"疲劳"的果，意义换框是将消极"果"改为积极的"因"，比如"坚持作业，我感到很开心，因为……"以此来引出 W 潜在的更多的积极思想认知。虽然在完成作业中，W 感到了辛苦，但无法否定的是，这是新旧认知对冲中必然要经历的一个过程。W 曾开玩笑说，心理师一直在"折磨"自己，她讨厌心理师。W 不经意间流露出的想法，倒是引起了心理师的关注和思考。

来访者：老师，我承认家庭作业能够给我的生活带来一些启发，但不可否认的是，同时也带给我思想上的疲惫，这种疲惫甚至蔓延成为一种讨厌的情绪。

心理师：是作业带给你负面的情绪？

来访者：我不确定，但我肯定这跟心理治疗有关。

心理师：还有哪些事情会让你联想到讨厌？

来访者：在我们的交流中曾被我提及的那些人，我父母、同学，还有那些不尊重他人的人，我想，"人"可能是导致心理问题的根源。我们以前也专门交流过"人"这个话题，现在想到这些，我倒不再觉得他们有多讨厌，相反，我的内心已经释然。

心理师：这点非常好。当你正在做作业时会联想到什么呢？

来访者：我感觉自己好像被限制在一个特定的时间里，并做着一件特定的被要求做的事，哪怕我知道那样做会对我有帮助，但还是免不了会想到这也是一种隐形的控制。我讨厌被外界硬性的规定限制，那样会阻挡我去看到自己的本能，它让我想起以前在国外遇到的那位心理医生。对！是他！我讨厌他！他对我的某些想法施以强硬态度的解读，让我在后期的消化中一度产生了更多困扰，我甚至怀疑自己所遭遇的一切都是自食其果，以至于现在一想到过去，还是会有些沉重。我在他那里浪费了太多的时间！

心理师：每位心理师因专攻技术的不同，以及个人风格的差异，带给来访者的体验也是不一样的，你产生讨厌的情感是真实的，也是我们正在关注的。不过，我们现在不会去交流各个心理学派的差异，因为那是一个庞大的话题。回归当下，作为你现在的心理师，当我听到你讨厌上一位心理师时，我想到的是，我可能会成为下一个被你讨厌的人。

来访者：嗯？您为何会这样说呢！

心理师：这不是我说的！这是受潜意识影响的。

来访者：我的潜意识？

心理师：你认为呢？

来访者：（沉默。）

心理师：（点头。）

来访者：我理解他的出发点是为了帮助我，我也不会拒绝别人对我的帮助，但我不喜欢自己的思维和行动被他人限制，那会让我感觉身不由己。

W 口中所描述的"讨厌作业""讨厌心理师"其实是一种内在挑战的表现，是"攻击驱力"。不难看出，W 在重组自我后，想要在外界获得更多的尊重和认可。当她在社会关系中被不公平地对待时，便会通过"攻击"来争取自己的权益。其实，在来访者重新构建自我的过程中，心理师往往会被他们视为突破自我的最后一道防线。在心理咨询中，来访者对心理师的挑战也是无处不在的，既有显性的挑战（否定、谩骂等），也有隐性的挑战（迟到、爽约等）。挑战对应的是来访者本身具有的改善自我的力量。W 对心理师的挑战，恰恰说明她由原先无欲无求的受挫者，转变成了一个对自我及环境有要求的挑战者。适当的挑战，能够帮助一个人去适应外界环境。不会挑战、不敢挑战的来访者，是缺乏力量去改善自我的。面对 W 的挑战，心理师应用具有治疗意义的积极探索来代替权威、质疑的局限思想。在咨询室里，挑战是被允许的，更是美妙的，不管来访者是缺少挑战，还是过于挑战，心理师都会用相应的技巧将其引入到对来访者有益的咨询中去。

　　心理师：我们今天就讨厌这种情绪，多说说你的一些想法，比如当你赋予身边的人和事讨厌的情感时，你对讨厌的理解又是什么呢？

　　来访者：就是一种不喜欢的厌烦呗！

　　心理师：你将这种厌烦的感受再放大一些去体会，比如你可以看看窗外，有什么令你也产生心烦情绪的发现吗？

　　来访者：这路上有太多太多的车辆在行驶了。

　　心理师：然后呢？

　　来访者：您发现没，空气被汽车的尾气污染，这些被污染过的空气又会被人类吸入体内。

　　心理师：这会让你感到心烦？

　　来访者：会的！您看，刚刚又有一个人随意丢放了垃圾。我去过一些国外发达的城市，比如多伦多、墨尔本、东京，这些城市很适合人类居住，因为它们的环保做得更彻底。当环保意识深入民心时，才可以说这个承载着 70 多亿人的地球家园是正在被人类爱着的。

心理师：你认为是什么原因让你有了以上看法？

来访者：我的经历！我领略到不同国家的人文气息，也就有了对比。

心理师：既然是对比，也就有差异。

来访者：当然，我不是说外面的世界一定有多好，我还是能够客观地去看待一些事情的，就拿国人勤劳奋斗的民族品质来说吧，这早已渗透进每一个华夏儿女的血脉。在悉尼，你可以看到最晚关门的商铺中绝大部分是由华侨或华人老板所经营的。

心理师：这一幕也会让你烦心吗？

来访者：那倒不会，因为这跟我没太大关系。

心理师：可不可以这么理解，促使你讨厌的前提，是你与该人（或物）存在某种关联，又或者说，你身处某个环境，担心自己可能会被它影响，是吗？

来访者：可以这么理解！

心理师：嗯！

来访者：我生活在这片土地上，希望它同样被大家爱着。

心理师：当你讨厌别人的时候，你认为是他们做的事情令你讨厌，还是从一开始，你内心的某种模式促使你去讨厌他们？

来访者：这有什么区别吗？

心理师：有！这关乎着你的情绪产生的缘由。

来访者：我不知道。

心理师：那么请你继续体验这种讨厌的情绪，你还会想到什么？

来访者：为什么要随地吐痰！为什么不坐地铁！为什么随意丢

放垃圾！……

　　心理师：继续……

　　来访者：这个世界为什么会有这一类不懂珍爱的人存在！为什么我还跟他们生活在同一个地方！……

　　心理师：现在，你看到了什么？

　　来访者：一个愤怒的自己。

　　心理师：还有呢？

　　来访者：一个不停在抱怨的自己，一个没有能力改变环境的自己，一个让自己不开心的自己。

　　心理师：是的，她又出现了！

　　来访者：（沉默。）

　　心理师：她是怎么出现的呢？

　　来访者：从讨厌开始！

　　心理师：还有吗？

　　来访者：从"期待"开始？

　　心理师：怎么理解？

　　来访者：自己没有能力去面对一些事情，便转向对他人的期待，然后心生讨厌。

　　心理师：这是什么？

　　来访者：依赖，依赖别人去解决我遇到的一些真实问题，这些本该可以自己消化，但变成一种讨厌。

　　心理师：讨厌充斥着麻木、堕落、愚钝的情感反射，虽然这些情绪可以寄托在别人的身上，但是它源自自己内心的投射，是自己的想法。当我们谩骂一个人的时候，可能不是因为这个人值得被骂，而是他让我们看到自己内心最不愿看到的一幕。这时候你的讨厌和谩骂就可以让你与之划清界限。如果这种行为成了一种习惯，那又会怎样呢？

来访者：成为一个自认为内心十分清高但实际上十分孤独的人。

心理师：当然，这并不是说我们不可以讨厌，在讨厌之前我们需要弄清楚它的出现是在帮助我们发现问题再解决问题，还是只会给我们制造问题，却不能实际解决问题。

来访者：盲目的讨厌让我置身于危险。当我开始讨厌别人的时候，其实也给了别人去讨厌我的机会，为了让自己宽心，我不得不假装出一份对这个社会厌恶的样子，才好远离它。当我某一天发现自己跟这个社会格格不入时，我才意识到自己已经被所有人排除在外了，也就成为他们眼中的一个异类。

当我们忍不住去讨厌一个人，憎恨一个人时，我们所接触的环境就是一面镜子，反射出内心那个最无力的自己。在咨询室里，心理师也是一面镜子，聆听着心声，投射着真实。讨厌的背后是无助，所有厌恶、恶意的评判都是在折射内心深处的"阴暗"，这些有的是不承认自己的无能与自卑，有的是内心不被自知的创伤未被处理。人的一切痛苦都源于对自己无能的愤怒，面对那个无力的自我，讨厌出现了，这样还能保留自身的一丝颜面，显得自己不是特别的糟糕。不过，那终究是以人与人之间的信任作为代价的。W 面对内心的无助时，便以讨厌作为利器去"攻击"他人。攻击本是一种生存的较量，也是人类与生俱来的天性，但是如果不加以控制，不能做到适量释放，最终会让自己成为所有人的攻击对象。

来访者：我想在这些负面思想刚刚露出苗头时，就将它们掐掉。

心理师：请在白纸上画一个小人，备注——当下的我。

来访者：画好了。

心理师：这个小人代表着你对任何事件的看法以及情绪的接收器，也是你在对事物的认识中，显现出的最真实的状态。举个例子，你现在将自己摆放在"当下的我"上，重新去看待环境污染的现象，将所有可能产生的观点和情绪都记录下来，甚至你也可以任由自己的负面想法无限地延伸，将任何你能捕捉到与环境污染相关联的情绪和认知都记录下来，我们尊重每一个情绪和潜在的想法，它们都应该被关注到。

来访者：目前我只能捕捉到两个想法——①一些人因为自己的懒惰而随手乱扔垃圾，我对此感到讨厌；②工业发展让空气和水都被污染了，我很愤怒。

心理师：好的，再请你在"当下的我"的下方添加一个"智慧的我"，他代表着能够结合现实和思考的自己，他有对事物发展规律的洞察能力，也能看到比"当下的我"更细致、更清楚的地方。

来访者："智慧的我"引导我智慧地去看待问题——①你怎能期待一个不爱自己的人去爱环境呢？情绪平静了一些；②我也享受着工业发展带来的便利，又怎能只关注弊端而忽略利处呢？这样就没有愤怒的理由了。

心理师：然后在"智慧的我"的下方继续添加一个"情绪观察员"，他可以观察到你整个情绪变化的过程。

来访者：情绪由最开始的讨厌转变为现在的平静，愤怒也消失了。

心理师：最后再画一个"整合的我"，他作为能够全面观察到以上三种状态的局外人，也目睹了你整个情绪的变化过程，他也会有一些想法，请你将他的一些想法记录下来。

来访者："整合的我"会想，如果能够将所有的负面情绪进行适当的整理，那无疑是一种非常智慧的表现，"智慧的我"能够理清思路，清空焦虑，引导"当下的我"做出最理智的判断。

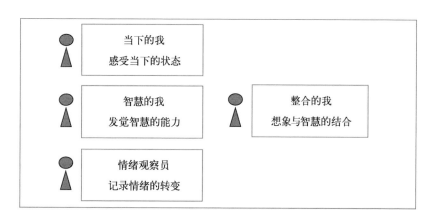

情绪影响着大脑中心对事物的思考、分析、解决、策划的活动能力，人们在冲突中，容易用偏见、诋毁的非理性的处理方式去解决问题。抑郁症的症结是对于事物往"糟糕的""无力的""讨厌的"方向思考，这种思维模式几乎把一个人的希望全部毁灭。引导来访者从原有的负面情绪中抽离出来，启发他们用智慧的视角去看待问题，认真审视所面临的困难本身，这是心理师工作的核心。W的领悟性很强，也得到了很好的效果反馈，就像她所说的那样，一个人在不同的环境体系中成长，也会有不一样的眼光。个体只有在不同环境的对比中，才能更好地去看待自己。

我们经常看到抑郁症患者生活在理想之中，认为他们是在逃避问题，毕竟现实总不如理想那么可爱。与其说那是逃避，不如说那是不知怎样去爱上现实的自己，究其根由还是他们太聪慧。事实证明，一个越是聪明的人越想要更好的自己，这无可厚非。不过，当一个人的智慧没有和意义结合在一起时，智慧带来的就不一定是优秀，还可能是难以言说的痛苦。今天的 W，看到了自己智慧的一面，也找寻到了生活的意义，重整旗鼓，继续出发。

一个人有讨厌的情绪体验非常正常，但当讨厌的想法已经严重影响到一个人的日常生活，就需要进行干预了。"讨厌"不是凭空而来，而是一切负面情绪的堆积，心理师将继续围绕"讨厌"和 W 展开讨论，将她潜在的攻击力引导并释放出来，最终满足她不愿意被限制的发展需求。

来访者：战争就是因讨厌而起的。

心理师：不管人类与人类的战争，还是人类与自然的战争都与"讨厌"斩不断关系。

来访者：您听说过鸸鹋变国鸟的故事吗？

心理师：那是二十世纪发生在澳大利亚的一场人类与动物之间的战争，而且还是动物胜利了。

来访者：对的，那场战争也被称为"鸸鹋讨伐战"，农民的利益底线被鸸鹋触动了，引发了一场猎杀。从战争的结果来看，虽然农民保护了自己的利益，但整个战争经历一波三折，人类还多次被鸸鹋戏耍。

心理师：鸸鹋的数量是下降了，却也摇身一变成了稀世珍宝。

来访者：这场战争不管从动机还是影响来看，绝对是一场人类失败的战争。

心理师：你怎么看待这件事呢？

来访者：我不知道是否有更好的方法，但我知道屠杀不是解决问题的方式。任何一场战争都离不开自身的优越感和无法共存的思想在背后推动。战争中国与国之间的矛盾，其实就是人与人之间的矛盾，历史上哪一场侵略战争不是强者对弱者的"专制"。打着保护自己的旗帜，去践踏他人的尊严，结果势必会引起弱者强而有力的反击，当然也有部分弱者选择了忍受。这跟一个人的心理活动是一样的道理，一个人过于忍耐会得心理疾病，一个民族过于忍耐会留下民族创伤。我崇敬所有选择为自己而战的"弱者"，虽然结果失败，但起码在我眼里，他们没有输掉自己。

心理师：首先，我非常认同你对战争中的生命极具独特意义的理解；其次，这更像是你对那些自认为强者的人们的一种怜悯。

来访者：嗯！

心理师：他们将自己无法忍受的痛苦转向个体或是群体，仿佛在告诉自己"有人会承担我的痛苦"。这跟一个无法为自己负责的孩子一样，一面是外表假装的强大，另一面是内心真实的弱小。

来访者：是啊！但我还是摆脱不了要和这类人有联系的事实。

心理师：法国神学家、诗人弗朗索瓦·芬乃伦曾说过——所有的战争都是内战，因为所有的人类都是同胞。

来访者：对的！

心理师：你会选择怎样的方式去跟他们相处呢？

来访者：反抗！我以前一直认为只有弱者会在反抗中受伤，所以选择忍受，其实反抗没有强弱之分，每个人都会受伤。就拿鸸鹋来说，它们足够弱小了吧，可人类还是输了，输在缺少对自然、生命的敬畏。战争是残酷的，想到这，我会为过去的自杀行为感到惭愧。我想，那些战争中所谓强者又何尝不是自己杀死了自己，只不过他们是通过伤害别人的身体来杀死内心的自己。就像您说的那样，所有体现在对别人身上的仇恨都是自己内心的倒影，真正的敌人其实是我们自己。

精神医生卡尔·门宁格（Karl Menninger）曾说道："战争……就是每个人内心多种微型战争的反映……国际间的战争就是人类动机的复制品……"

和平之所以宝贵，是因为有战争的存在；战争之所以会发生，是因为它让人类找到了一种可以把自己的不安情绪转移到另一个目标上的方法。战争中把对方而非自己视为邪恶的人，也是因为想将自我无法接受的感知、动机、欲望通过施压让对方去接受。人们渴望有替罪羊的存在，目的是消除我们内心的自卑和绝望，将所有对自我的怀疑和仇恨都投射出去，建立一个假想敌，认为那样会好受一些，但带来的结果却是两败俱伤。正如 W 所说的那样，真正的敌人，其实不是别人，而是我们自己。

心理师：如果在你跟他人的"对抗"还没爆发前，去减少它所带来的冲击，你会做些什么？

来访者：谈判？对！谈判！在战争之前会有一个相互交流的环节设置。

心理师：外交使节！这个环节重要吗？

来访者：非常重要！它甚至可以避免一场战争。

心理师：谈判的本质是双方需求的对接与协调，它是一个交流的过程，首先你得告诉别人你的需要，然后了解别人对你的期望，最后相互匹配到各方满足。矛盾经常是因为隔阂而产生的嫌隙，既然强者有弱小的一面，弱者有强大的一面，那么以谈判的方式来维护自己的权利是释放压力的最佳途径，与直接让负面情绪爆发出来相比，谈判显然更有智慧。

来访者：在"战争"爆发前，我们都缺少了一次跟负面情绪谈判的机会。

心理师：悲剧的发生可以说是因为没有真正意义上做到有效交流。

来访者：越是闷在心里一言不发，越是容易扭曲对事物本质的认识。其实，我现在能够更清楚地理解以前的心理医生对我做出的"限制"行为，我知道那是他想尽量地帮助我，而我并不一定要选择生气，也可以决定是否要继续履行我跟他之间的约定，甚至还可以直接告诉他，我对咨访关系产生了疑惑，让他去解决这些问题。作业上，我也可以在您给我布置的基础上做出适当调整，由原先每天一记录改为一周一记录，这也属于正面的反馈，毕竟没有太多可以察觉到的认知思想，也变相地说明我的状态正有所好转！我可以将厌恶的想法提出来与您交流，就像今天这样。也可以将情绪记录下来，通过邮件发送给您。以上的做法不都是在解决问题的正确方向上吗？而为什么要像一只迷途羔羊，只懂乱撞，最后只剩下愤怒呢？

心理师：相由心生！内心有美的思想，言行才有美的行动，流露出的美才更有韵味。

来访者：如今，我手中牢牢攥住自己的选择权，始终把自己放在被爱的位置上。

爱是一种欲望，爱欲无法满足，会延伸出毁灭的心态，也就是因爱生恨。毁灭，如果不是强者对弱者的，就是走向自我的。人类有自我毁灭的本能欲望。弗洛伊德将本能分为谋求生存和爱的"生本能"及谋求攻击和毁灭的"死本能"，世界本来是无机的，生物的出现就是因为世界发生了改变，适宜的环境使得生物有了生存和繁殖的能力，也就是说，从那个时候开始，"生本能"已经存在，但终归这是外界促使其在生物体的演变中形成的，真正先天存在的是无机的本能，而"死本能"就是为了将生物体带向无机，所以，生物的目标一直在向死亡前进。"死本能"也是生命活动真正要达到的目的。不论我们是否相信弗洛伊德这一"死亡本能"的理论，但现实生活中，人类自毁的行为比比皆是，每一个有独立意识的个体不管有意识还是无意识都在建立互为对立的关系，比如前面 W 所提到的战争，战争是集体对立攻击的极端形式，是将自己的不满、讨厌、愤怒投放在与他人的对抗中。其本质是生物在死亡欲望的驱动下，渴望回到无生命起源的状态，既而走向毁灭和死亡。战争是由国家发起，国家又是由人民组成，个人心理集合的反映会表达一个国家的态度。当一个国家，一个群体无法意识到自我毁灭的本能存在时，便会产生通过主动毁灭他人来保全自我的集体思想，战争也就爆发，紧随其后的是仇恨，并随着历史继续延续……W 由战争引出对生命的觉悟和思考，对她个人而言是能够产生积极的影响的。抑郁症患者非常善于思考，从某种角度而言，他们活得更真实、更明白。

心理师： 我想以 16 个字来结束我们今天的交流，"面对抑郁，活动一会；面对焦虑，休息一会"。

来访者： 谢谢！

W 在日记中写道：

To my psychologist（致我的心理医生）：

当我们鄙视别人成功的时候，不屑于别人生活美好的时候，潜台词是在告诉自己：我不想努力付出，也没有精力去经营美好，更下不了决心让自己变得更好。幸运的是，这些声音如今都能被我听到。

"面对抑郁，活动一会"，我将之理解为，在受到低落情绪的影响时，鼓励自己有一个小的行为动作，这样可以转变心情，以动制静。

　　"面对焦虑，休息一会"，我将之理解为，情绪急躁时，尝试将思维放慢，去留意生活中一些细小的惊喜，以静制动。

　　今天的访谈，不仅带给我通透的感受，还帮我了却了一个久寻未果的心愿。我一直追寻佛法真谛，简易修持，在困难之际，它帮助我重拾信心。言语无法表达我对它的尊重，但同时也让我有些困扰，我一边要求自己虔诚于佛海，一边又禁不起酒肉诱惑，两种思想经常在我的脑海中出现，相互抵制。我肯定自己对佛学是充满了尊重与敬仰的，但也的确忍受不了自己和一只老鼠同在一个屋檐下生活的场景。其实问题还是出在自身。我六根不净，七情未舍，才一直流离于佛海之岸，此岸是我，彼岸是佛，心无定所。后来我发现，当初我遁入空门之意的产生是被社会现实的挫败所激化的，我通过过度解读佛义来表达内心对现实的憎恨。罪过！罪过！那些都是错误的做法，同时也将自己逼上了绝路。终究，我对欲望还有一丝眷意，对佛学也有一些敬义，我无法真正释怀本性欲望，也无法虔诚于佛学。也罢，我想继续面对那还未面对完的内心欲望，继续和它们再相处一会儿！

　　最后我知道了，有些事，虽然现在我不知道如何更好地解决，但在未来，这些事都会迎刃而解。

In an age of plenty, we feel spiritual hunger.

（在这个物质财富充裕的时代，我们感到精神上的饥渴。）

Still just a growing girl

（一个仍在成长中的女孩）

第十四章
走出抑郁　迎接未来

　　对当下的自我保持专注是通向美好和活力生活的核心，当你开始尝试去关注自己日常生活中的成长变化时，你会发现它很难被细微地感知到。因此，你可能需要养成每天观察自己、总结自己的习惯。日记就可以帮助你做到这一点。

W在一年前写过这样一篇日记：

理查森海滩阳光明媚，海水浅蓝，阳光在海面上化作鳞片万点，与浪花尽情嬉耍。

你以为这是我看到的唯美之景？

不！它是出自我身边的一位妇女之口。

不是我！

今天，还是和无数个往常一样，乏味无趣。

满眼望去，看不到边际的金黄海沙和看不完的鱼龙混杂。

阳光，你能否为我转个弯，

照进我那早已湿透的心灵。

我知道，

连那一缕阳光也不属于我，更别说这个世界。

忘了吧！别在执着于你的归属。

忘了吧！它带给你只有无尽的伤痛。

也许一瓶"解药"，才是我真正的归宿。

对！它是无归属之人的最好归宿。

是"解药"，还是纵身一跳，又或是火焰的燃烧。

思前想后，

还是流干身体里的最后一滴血吧！

如果来得及，我要用鲜血写下"热爱生活"。

我想说，我已竭尽全力，最终还是无能为力。

想到这些，我无比兴奋。

游客们的脸上洋溢着对生活的欢喜，

跟他们一样，我也在为生命的终结而感到欢畅。

就这样，混进人群之中……

他们以为我像他们那样，热爱这天蓝淡海之景。

对不起！我又一次欺骗了他们！

"喵、喵、喵……"

一阵阵凄凉的哀叫，

顺着声音，那是一只"喵星人"，难道它也是生活的"弃儿"？

我很想请它走进我的生活，对不起！我害怕它会成为我最终的牵挂。

我努力挤出笑容去抚摸它，

好吧！它狠狠地咬了我一口。

天啊！"喵星人"都不放过我！

写于 2020 年 9 月 1 日

再次看到以前的日记，心头不禁涌起一阵后怕，感叹多次与死神的擦肩而过。我为自己依旧活着而感到高兴。默读中，我多次停顿，每次停顿我都在安抚那个曾经一心想着伤害自己的自己。

阳光最终还是为我转了个弯，照射到我的脸庞。

我的内心也得以滋生出一种从未有过的体验。

那是希望，

也是对生命的渴望。

从此，我有了可折射阳光的镜子，折射着生活的百态。

我喜欢这种感受，也享受这种感受。

那只可爱的小猫，你一定是天使的化身。

你是唯一能看出我假装微笑的朋友，拥抱！

再见了！那个迷失的女孩！

让火焰带走以往所有记忆。（烧掉日记）

毕竟，我不想，也绝不会重回以前。

再见了！过去。

我最终选择了火焰。

2021 年 10 月（感悟）

来访者：时间匆匆，岁月荏苒，以前浪费太多精力在一些无意义的思考上，现在我有了工作，认识了新的朋友，还收获了一段美妙的爱情。这一切都离不开我已经掌握了开挂人生的必备法宝——管理情绪。

心理师：你的日记里也能体现出这一点。

来访者：未来对我而言已经不是什么大的问题了，生活自然有困难，但也有阳光。承蒙阳光的关照，我又成长了一次！愿以后生活依旧阳光铺路，温暖如初。

心理师：对于未来，最大的问题不是无法预测，而是毫无意识和故意的回避。你现在能够发掘内在的自我，以"接受自我"铺路，真是可喜可贺！

来访者："自我"这个东西，其实就是自己选择，自己负责，有力量地负责，哪怕最后失去，也能从中有所收获。它更像是一个学会体验生活的过程，未来的结果谁又能知道呢？那些口中经常说"我本来可以那样做""我原本不是这样打算"，不免有些马后炮的味道呢！

心理师：回忆过去虽然会让你产生后怕的情绪，但也帮助你寻找认知过程中的蛛丝马迹，完成对自我的检验。你在回忆中产生了抚慰伤痕的勇气，也获得了再次轻装上阵的决心，这一点非常值得鼓励。我也有过这类经历，偶尔会去回顾曾遇到的一些人或是一些事，思考哪些方面需要加强提升，哪些方面可以继续维持，这些都能给予我成长的即时反馈。不同阶段的自己有不同认知，其中正面认知能够起到提升内在信心的作用。如果一个人能够在回忆中看到自己的成长，也就能够理解曾国藩的"物来顺应，未来不迎，当时不杂，既过不恋"16字箴言的含义，更不会停留在原地，不停地拷问自己"为什么我一直没有变化？"

来访者：如果我能早点将那些无意义的想法用在对意义的思索上，抑郁症可能康复得更快。

心理师：你所说得"无意义想法"实际上可以理解成另一种自认为"有意义"的"专注"，专注于胡思乱想。任何的极度专注都可能上升为一种心理疾病，比如强迫、偏执等，这个时候也是人们最容易感到不快乐的时候。

来访者：专注在解决问题上的胡思乱想，通常让人们感觉到不快乐。不过，也有一小部分人专注于天马行空，并将之视作人生的快乐时光。

心理师：是啊。

来访者：梦，总有梦醒的一天，梦醒后发现现实还是如此无力。一直梦下去？虽说会感到快乐，但也不过是谎言罢了。我以前就是那个样子！

心理师：（点头。）

来访者：提心吊胆的生活极度可悲，坦荡一点总归是好。

心理师：看得出来，你现在的表达充满着能量。

来访者：我现在变得很喜欢去表达。每个人都有自己的表达特点，而我的特点是一字一句斟酌，推敲中心思想，顾虑说出的内容有没有价值和意义。如果思想还停留在上一句的字义上，那么下一句的言语就可能重复，也就是啰嗦。我身边的朋友会拿"听君一席话，如听一席话"的梗来跟我开玩笑。

心理师：哦？你怎么看待他们的行为？

来访者：我也就当玩笑听听，他们是一群可爱的家伙。

心理师：你跟以前相比，更能包容身边人的一些行为。

来访者：我也发现到了这一点！不过还是会有些顾虑。（笑。）

W 在日常社交中，还是会存在一丝不安，虽然她能够将自己和外部环境视为两个独立机体，但还是会受某些影响。W 言语上表露出的顾虑，其实是指她在表达上对语言的力度和思想的深度拿捏不准，如果一个人缺乏对言语调控能力的信心，也就会出现词不达意、句不成文的现象。人际关系既是一个人与外界环境关联的集中体现，也是衡量一个人心理健康水平的重要标志之一。W 反映的问题，可能会成为她社会化功能的发展停滞不前的风险，此时，心理师将顺着 W 所说的"听君一席话，如听一席话"进行工作。这看似被定义为调侃、幽默的一句话，背后却隐藏着丰富的内容。

心理师：因为重复就被定义为啰嗦？

来访者：不是吗？

心理师：如果你仔细回忆我们之前的谈话，就会发现一些重复性的言语也会经常出现在我对你使用的问话技巧上！

来访者：像"你现在的感受是什么？""你怎么看待它对你产生的影响？"

心理师：是的！你很善于观察。

来访者：您这么问是有一定的技巧，而且我听了也不并觉得啰嗦。这和我的情况还不一样！

心理师：你说的不一样是指？

来访者：我曾看过一些关于心理治疗问询和回答技巧的书籍，发现心理师所问的问题都是环环相扣、富有深意。我做不到像您那样字字有意，句句含情，因为那对我来说，实在是太困难了！

心理师：我想听听你所了解到的问询技术及其意义分别都有哪些？

来访者：那我先说回答问题上的技巧吧！您会在交谈中重复叙述我描述过的内容，这看上去像是"废话"，但实际并非如此。心理师复述来访者表达过的内容，其目的是引导访客在原有内容的基础上继续转化表达，以此达到语言的多维解读和情感的多面体验的效果。那么在提问上，心理师并不急着去问下一个问题，而是给足访客去思考问题的时间，以便让他们对问题的答案进行多种可能性的预设和检验。这些看似简单，事实上，需要积累丰富的经验才能化复杂为简单。

心理师：你的确做足了功课。前面你所描述的问询技巧是内容反应技术，能够达到加强理解、促进沟通的目的。所以，你也认同语言的重复使用是能够起到强化中心思想和丰富表达内容的效果，是吗？

来访者：大概吧！

心理师：重复性表达可以增加信息的可靠性，避免出现一言断定、未说已知的现象，人与人之间的误会和矛盾不就是在不清不楚、相互盲猜下产生的吗？沟通不仅依托于内容上的表达，还有情感上的互动，内容虽然重复，但情感很难做到重复。

来访者：情感是不会重复的？

心理师：是的。

来访者：有没有一种可能，我已经将在这里学习到的内容悄无声息地运用到现实生活中了？

心理师：你认为呢？

来访者：有这个可能！

心理师：（点头。）

来访者：（微笑。）我把自己的感受如实地呈现在表达内容上，起码是轻松的，也是真诚的。

心理师：嗯！

心理师看着 W 脸上露出的清新而又淳厚的微笑，不由感叹：一个人善心至纯，只要按心之所向而行，便是如实之道！

心理师：丰富且具有意义性的重复表达能在我们的交流中被你看到，而在你与他人的交流中，却会被你忽视，你认为本质原因是什么？

来访者：我还没有完全地去相信自己。

心理师：你不相信自己？

来访者：我不太相信自己可以像您一样去帮助他人。

心理师：尊重自己的感觉，你甚至会做得比我更好。

来访者：好的。我得坚持内心的声音。

心理师：什么声音呢？

来访者：不是所有的事情都需要去追寻一个目的。那不是一次工作会议，也不是一次商务应酬，只是朋友之间的一次雅聚，没必要将紧张的工作思绪，带入日常的生活，无目的性的闲聊也可以排解彼此的寂寞。虽然我理解我的朋友们在紧张的工作环境里，都已经养成对信息快速获取及解读的习惯，不过，我还是觉得，人生除了工作，还有放松。

心理师：心理研究显示，人们喜欢善听者甚于善说者，因为人们都喜欢表达，不管是公共场合的侃侃而谈，还是自己一个人的自言自语，总可以寻找到表达自己的方式。而那些善于聆听别人意见的人，如果你细心观察会发现，他们很有思想，也很谦虚。虽然他们最初不会太引人注意，但最终会很受人们的尊敬。每个人都有说的机会，但并不是每个人都有会听的智慧。"听君一席话"，主要在"听"。一个人在听的过程中对内容重新解读和判断后得出"如听一句话"，这是对自我某一些认知的再一次强化的过程，即完成了对认知的检验。其实，能够以玩笑的方式与好友展开互动，也是人际关系的一种健康表达，一个良好的人际关系是在适当的心理防御上有所突破，接受人际中不可避免的善意的"攻击"与"挑战"！

来访者：现在来看，听，蕴含着谦虚、适度、理解、照顾等智慧。这句"听君一席话，如听一席话"看似简单，其实内含哲理。有时候我得更坚信自己一点，也许我的某些行为看似不合理，其实是在帮助身边的人成为更好的自己。

心理师：是的！

心理学上做过统计，一个人说的话中，95％以上都是"废话"，这个人会更容易体验到快乐，如果低于50%，那么这个人在人际交流中的快乐感就会不足。大多不善于表达的人，之所以更容易患上心理疾病，跟他们害怕说错话和急于表达目的有关。语言本身的魅力并不一定只趋于某种目的，没有太强目的性的语言更能让人感到亲近和信任，也就更容易享受到交流带来的快乐与舒畅。W早前拘谨于表达而陷入焦虑，当她重新开始认同自己语言的模式后，人际交往上便又多了一份信心。

来访者： 语言用得好是一门艺术，用得不好则是一种束缚，一个人要敢于挣脱束缚，让自己的思维和行动澎湃起来，这需要赋予自身理解的力量，接受认知的洗礼，还有对情绪的感知。在我们今天的交流还没有开始之前，我也不忘在休息区练习情绪平复法。放松如此有助于心态的调整，其核心又是什么呢？

心理师： 放松是让自己的精神和身体处于一种轻松的状态，一个人能不能真正地体验到放松，需要他将自己的身体和思想相结合，你现在能够做到肩臂、躯干、四肢的肌肉放松，如果在这一基础上去体验"心静、心镜、心境"三种状态，那么你将会进入身心合一的深度放松的境界。

来访者： 那是一种怎样的体验呢？

心理师： 呼吸放松的目的是为达到个体的静态，水清极则形象明，心静极则智慧生，万物应静而生，静是一种力量，能够让人集中意念，专注于当下。静是一种态度，能够让人泰山崩于前而色不变。静，能够让一个人更容易走进自己的内心，去借助内在的力量解决现实的问题。

来访者： 知而后能定，定而后能静，静而后能安。静是为了达到内心的安稳吗？

咨询师：内心的安稳还需要一个"镜像"的过程，人们最大的问题在于看不见自己本身的问题，此镜为心中明镜。闭上眼睛，我们向自己内心去探索，镜子能够反射出内心的温度，也能够投射出一个真实的自我。内心接受阳光沐浴，灵魂接受精神洗礼，这面镜子既要让我们看到生活的伤痛，也要看到生活的美好。

来访者：这是一面自我反省的镜子。

心理师：是的！遇到问题，首先让自己冷静下来，然后投射内心的自己，最后发掘真实的需求，这样的人生才不会迷失。

来访者：让"痛苦"照照镜子，也许会有意外的惊喜。就像抑郁症，症状背后隐藏着对生活的启发。我想这应该是第三个"境"的含义。

心理师：是的！境由心生，物随心转，心之所向，境之所在。这里的"境"是指生活的美由心而生的态度。面对生活有勇气，面对自己有底气。顺其自然，安闲自在，不受情绪左右，这样的人生谁会愿意将之拒于千里之外呢！

来访者：人生的悲欢离合，酸甜苦辣，皆系于心。心若安然，没有过不去的坎。不管以前怎样，现在和未来都有希望。

W 不沉浸于过去，也不焦灼于现在，更不妄想于未来，这是最美的生活姿态。心理师不禁感叹，那些深受内心困扰的朋友们，不应该被取笑。如果我们选择走近他们，会发现那些痛苦的本质是对精致生活的追求，对人生目标的坚定执着，这本该值得赞美，但当这一切都被套上"疾病"和"不正常"的帽子时，总是让人感到有些心寒。心理师一直认为，那些太想实现优秀自我的来访者们，其自身都是具备解决困难的丰富资源和绝对优势的，只是因为操之过急、思前想后的心理让他们忽略掉自身的能力。心理咨询是一个重新绽放自我的过程。对一个缺乏自信的人来说，重复强调建立自信体系难免过于笼统，也不好理解。就像成长中，我们总是盯着一个伤疤看，伤疤也不会消失，它反而会反复提醒我们在此处有个伤疤。在信心建设中，如果我们聚焦在每一个细小的认知改变上，日积月累，那么我们会惊奇地发现，自己的言行原来一次比一次坚定。而这一切，都离不开对"静""镜""境"三种状态的感知。

来访者： 有一句话我一直想说而没能说出来，今天是时候了。

心理师：（点头。）

来访者： 再见了！陪伴我十年的恶魔与天使。

心理师： 是时候跟它说再见了！

来访者： 您发现了吗，其实我今天的穿着风格也跟以往有些不同。

心理师： 以前比较偏向正装商务风格，今天穿的是裙子？

来访者： 是的，从我记事起，我就没有在外面穿过裙子。我的衣柜堆满了这类裙子，对我而言，它们只是供我在家自赏的道具，绝不会被我穿出门。我对连衣裙的理解是，它透露着女性的柔和，但这在早年却被我定义为软弱，如今，我理解到柔和的力量其实一点也不亚于强硬的力量，便迫不及待地想去展现那曾缺失掉的二十年的美。二十年啊，我终于给自己的人生画上了破折号，另一端是所有新故事的开始！

心理师：（微笑。）

抑郁是个体受过去不良情绪记忆和对事物认知的预置而来。个体不允许负面情绪的出现，便会通过发展来进行规避。发展需要力量，如果个体在回忆过往的生活中，发现有着过多的失败，就会缺乏力量，便需要新生的力量。将过去的失败转化为正面的经验其实就是新生力量。生活中得到一个小小的正面改变，个体会因此产生对新事物接触的热情，滴水成河，聚沙成塔，巨大的变化也将出现。W 的每一次改变，都在为今后的生活存续着正向能量，毕竟，谁都无法阻挡一个有着强烈自救意识的人迎难而上！此刻，心理师想到一个故事。苏格拉底在晚年时，身边有一个智慧的助手，一天，苏格拉底把助手叫到跟前说："我的蜡油所剩不多，得找另一根蜡继续点下去。你明白我的意思吗？"助手说："我明白。您不朽的思想光辉得传承下去……"苏格拉底摇摇头又问："我需要一个优秀的传承者，他不但有相当的智慧，还要有充分的信心和非凡的勇气，你能帮我找到他吗？"之后，助手不辞辛劳到处寻找，领来一位又一位，都被苏格拉底一一谢绝。苏格拉底有些失落地说："你找的那些人，其实都不如……"还没等苏格拉底说完，助手就打断他说："我一定会加倍努力去寻找的。"最后，助手依旧无功而返，内疚地说："对不起！我没有找到，让您失望了！"苏格拉底无奈地说："本来，最优秀的就是你自己，只是你不敢相信自己，才把最重要的人给遗忘了……"这个故事告诉我们，每个人都是最好的自己，关键得学会如何认识自己，相信自己。

本章节中 W 所提到情绪管理方法，指的是：

1. 觉察情绪

情绪觉察是自我调整情绪的第一步。每个个体的情绪都处在不断的变动状态中，需要个体认真去对待。接受和承认情绪的客观存在是管理情绪的基本态度。情绪不会因为个体的否定而消失，相反，一味的否定只会让情绪在某个角落隐匿起来，潜在影响个体的行为。觉察情绪其实是正视情绪存在的客观事实，其中包含正性情绪、负性情绪、内在情绪、外在情绪。如果个体从一开始就没有正视情绪的存在，又怎会大胆地将情绪宣泄出来呢？

2. 情绪归因的分析

（1）情境归因（外因）

在对情绪产生原因的分析中，人们往往会更侧重于人格特质的影响，而忽视了情境的作用。情境归因是将情绪的产生归为外部的力量，比如社会环境、工作压力、天气变化等，这些外界因素都关联着一个人的情绪变化。

（2）个人归因（内因）

内因决定着事物的性质和发展方向，而一些外因只有在受内因影响下才能起到作用。所以，个体自身的问题才是情绪问题的根源所在。当负面情绪出现的时候，我们需要做到从自己身上寻找根由，不抱怨、不推脱、深度思考、深度判断。个体只有深入且全面地分析情绪的由来，才能真正做自己情绪的主人。

3. 转移负面情绪

（1）环境转移

环境转移法，重点是关注产生不良情绪的环境，必要时离开当下事发地点，切断不良刺激源。比如，人们看到离世亲人的遗物时，会触景生情，陷入悲伤。一个刚刚失恋的人看到别人恩爱时，可能会感到呼吸不畅，心里难受。一个人处在悲伤的情绪里，可以尝试离开当下的环境，比如选择安静的茶厅或书店，去体验宁静带给我们的放松，或者去电影院看一场精彩的电影，去打一场激烈的篮球比赛，这些方法都可以让内心压抑的情绪适量地释放出来。改变当下的环境，换种不同的情感体验。

（2）行为转移

行为转移可以通过运动来实现，运动既可以增强一个人的生命活力，也可以改善一个人的不良情绪。我们知道，身体在运动中会分泌一定量的多巴胺，而多巴胺对情绪的控制起着关键性作用。如果我们此时正处在伤感、郁闷的情绪中，不妨尝试通过一些运动来转移自己的注意力，比如健身、跑步、跳舞等，在闲暇的时间里，也可以适当地进行肌肉放松训练，促进血液循环，这些方式都可以让个体更容易感到心情愉悦和精神饱满。

4. 情绪转化

情绪的转化侧重于发掘负面情绪所带来的价值，我们知道，快乐和痛苦的情绪不是事件本身所带来的，而是基于人们某种认识模式下的产物，如果我们能够做到及时转换角度去看待问题，就会发现情绪也会随之改变。负面的情绪对我们不仅无益，还在消耗我们的情感，容易带着我们走向消沉。面对负面情绪时，我们需要深入对情绪背后所带来的意义的思考和探索上，那样才不会无止境地陷入低迷情绪的旋涡，转而会走到对自己发展具有建设意义的方向上。在情绪中吸取教训，并决意不再重蹈覆辙，这是一种健康有益的做法。举个例子，一个学生开始因为成绩没有达到理想期待而产生沮丧情绪时，如果不对沮丧情绪加以干预，任由其发展下去，可能会让该学生产生自责、罪恶等更糟糕的情绪，严重还会降低他的学习热情，甚至自甘堕落。如果他能够转化情绪，尝试理解此次沮丧情绪的出现其实是在提醒自己在学习上需要注意一些细节，那么对他个人发展来说，也是会起到积极促进的作用的，在自查中，当他意识到自己成绩下滑的原因是近期过度玩游戏以及精力不足时，便会尝试寻找一些方法去解决当前的问题。

5. 情绪宣泄

（1）直接向刺激源发泄情绪

直截了当地对刺激源发泄情绪是最快速和最直接为自己负面情

绪找一个"出口"的方式，当我们处在负面情绪的堆积点时，特别需要一个最有感观体验的方式去将自己的情绪表达出来，直接发泄就能满足这一点。直接向刺激源发泄情绪的方式既有积极影响也有消极影响，积极方面是它能有利于双方快速澄清某一个问题，及时向他人反馈个人的感受；消极的一面是因个人的性格不同，每个人对情绪宣泄力度的掌控也会不同，过度宣泄，结果不一定是解决问题，也有可能产生新的问题，比如矛盾、冲突等。

（2）间接发泄情绪

当我们情绪糟糕时，可以借助身边人的帮助，比如向亲人或者知心朋友倾诉，充分地表达自己的想法和感受，再认真地听取他们的建议，每个人对事物的看法是不一样的，也许他们的想法也会成为揭开我们心结的关键。或者尝试用记日记、书写的方式来发泄自己的情绪，文字语言的组织，也是我们对情绪再次体验的过程，文字的表达远比口语的表达缓慢得多，但也深入得多，一边书写，一边总结，也许会有不一样的情感体验，而恰恰是这不一样的情感体验，才有机会使我们将自己从整个负面情绪中抽离出来。

第十五章
最后一次访谈

　　我们一直都在找寻自己的精神家园，过程中总是在意别人眼里的自己，沉溺于虚荣，挣扎于谴责，真实的性情也早已被磨灭。事实上，知道自己是谁，远比关注别人眼里的自己是谁更重要。

真正能主宰自己命运的人，不是别人，而是自己。每个人都应该给自己一次与内心对话的机会，去直视生活的凌厉，去争取属于自己的人生。走出内心的城堡，重新看待自己，突然发现，自己多了很多可能，未来多了很多期待。我们只有努力地充实自己，那个真正的自我才能被发现，甚至，在治愈自己的路上，我们也可以成为他人的一束光芒。

　　来访者：情绪曲线图帮助我实时了解自己的情绪动态。

　　心理师：你已经养成了觉察自我情绪的好习惯。情绪是多元的、复杂的综合事件，将个体主观体验到的情感以数据形式呈现出来，既直观又有利于量化分析。

　　来访者：嗯嗯！

　　情绪变动是一条非常奇特的曲线，被称为情绪波动曲线谱。它作为日常情绪观察使用，通过情绪数值、出现时间、情绪分类三个

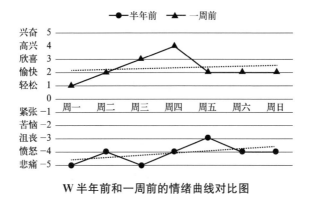

W 半年前和一周前的情绪曲线对比图

维度对情绪进行量化观察和演变分析。情绪曲线图包括日线图、周线图、季线图，可以分别反馈一个人短期和长期的情绪状态。健康的情绪，曲线波动维持在正向情绪范围之间，情绪长时间处在负向区间，提醒我们需要注意自身情绪健康。常言道，知己知彼，方能百战百胜。情绪曲线图是对情绪觉察感知最简单的、最有效的方法，它能提前预知情绪演变的走向，追溯情绪变动的根源，做到早了解，早干预。W 近期的情绪状态持续维持在正向区间，这跟她半年前的情绪状态图相比，有着直观的变化。

心理师：这是我们最后一次访谈。

来访者：虽然离开这里会有些不习惯，但那也是成长的一部分。

心理师：你还记得那个初来这里的自己吗？

来访者：当然记得，我那个时候，眼睛里无光，只有死亡。我既抱怨这个世界，也不相信您。今天，我开始变得成熟、懂事、落落大方，眼睛有了光，心中也有了爱。我们大概交流了二十多次，每次对话的内容犹在耳边。在这长达半年的时间里，我找回了对一件事情的热情和信心，我甚至到现在都不敢相信自己已经坚持了那么久。

心理师：看看你如今的变化，是多么神奇，但也是注定的必然！

来访者：我学会了如何去拥抱自己内心里的那个"宝贝"。

能在情感上称呼自己为"宝贝"的人，是值得被尊敬的。不是所有人都能够放下外表的坚强，去拥抱内心的柔情。对一个无法接受自己的人来说，这句柔美的称呼很难被自己听到。和绝大部分抑郁症患者一样，W也曾吝啬于给自己赞美，充满爱意的词汇更是很少会出现在她的日常生活里，究其原因还是自己无法接受自己，潜意识里认为自己不配拥有。

来访者：结束，意味着以后我要一个人去面对困难吗？

心理师：不一向如此吗？就像你一开始决定了去面对我们之间的谈话。

来访者：我一直是独自在面对生活！

心理师：这让你想到了什么呢？

来访者：从不愿孤独到学会了孤独。

心理师：明白孤独的存在，也就走向了发展。

孤独有两种处境，一种是日常生活中的孤独，另一种是存在的孤独。前一种孤独是发生在人际交往中，通常与个体害怕亲密、担心拒绝、回避自我有关，处在此类孤独中的人们，看似独立，其实难舍依赖。而且据有关统计资料表明，大多数人都经历过此类孤独。后一种是存在性孤独，指的是个体主动选择让自己终其一生地活在自己理解的孤独中，且完全认同这类孤独的存在，处于这类状态的人们懂得如何与自己相处，不受外界不必要联系的干扰，轻松自如，不急不躁。一个人如果能够认真地跟自己相处，外表看似孤独，其实内心极度富裕。

来访者：其实，今天我还有最后一个话题想跟您讨论。您也知道我现在暂时在父亲的公司里负责各种物品的采购，这个岗位虽说有点平凡，但我也是乐此不疲。它有我提升个人社交能力所需要的一切因素，所以我非常珍惜。工作中免不了会给下属职员分配工作任务，那么问题也就来了，有分配就会有不平等，我能够感受到有小部分同事不是特别配合我的工作，我要怎样做才可以消除他人的阻抗呢？

心理师：在我们探讨这个问题之前，也想先请你帮我解答一个问题！

来访者：好的！您说。

心理师：如果是我面临这个问题，请求你的帮助，你会怎么做？

来访者：您的回答让我感到有些意外！

心理师：是的，也请你帮帮我。

来访者：增进情感，消除隔阂。

心理师：怎么增进呢？

来访者：可以多组织一些员工集体活动，比如聚餐、团体建设等。

心理师：可以凝聚团队力量！

来访者：（笑。）或者请同事喝一杯咖啡。

心理师：嗯！这是补偿式的社交方式，一定程度上可以弥补一个人在现实生活中社交能力的缺乏，也可以试一试。

来访者：又或者跟对方聊一聊。

心理师：怎么聊呢？

来访者：首先体现出我很在意对方的感受，比如："你不想接受这份工作是吗？"让对方感觉到自己没有被忽视。

心理师：嗯！先理解对方的处境。

来访者：然后试着说出对方当下的感受，比如："我想，如果你接受了这份工作，心里可能会感到不开心吧！"以此向对方传递我作为他的领导是会站在他的角度去看待问题的信息。

心理师：然后在情感上理解他。

来访者：最后和对方试着去建立一致的目标，比如："我想先听听你不想接受这份工作的原因？过去我们一直配合得非常好，不是吗？"帮助对方寻找到潜藏理由，他是不是遇到什么困难了，又或者是有什么需求没被满足。不管怎样，我想告诉对方，我是关心他的，也是在乎他的，我很想和他达成同盟关系，共同找出解决问题的办法。

心理师：谢谢！我的困扰在你的帮助下被解决了。

来访者：（笑。）在职场人际中，冰冷的理性会忽略人们在情感上想要获得的理解和支持。他们在职场上走过了这么多年，其实对基本的规则也是懂的，他们不满，只不过是需要一个缓冲情绪的过程。只有单一规则的执行，而缺乏情感上的照顾便会产生矛盾，况且，拉近人与人之间的距离不是规条约束，而是真实情感。一个充满信任感的团队才能发挥出它本来具有的最大力量。

心理师：规条是保证人们取得价值和实现信念的程序模式，人们往往相信自己的一套模式是解决问题的最有效的方法，也常常因为别人不能遵守自己的规条而愤怒不安。一切向他人的施压，迫使他人违背其真实意愿的做法，不仅会影响沟通效率，还会激化人际矛盾。规条不仅是建立在信念和价值之上，也需要依附于情感的供给，没有情感基础的条框，往往会让人们感到这种交流是有效率而无温度的，有制度而无管理的。你前面的办法做到了很好地将规条与情感相结合，这是情商。你会是一位优秀的管理者！

来访者：（笑。）智商和情商都上线，人生必将"开挂"！

在和 W 的上述交谈中，心理师结合角色置换法和 CBT 治疗法引导她去回答自己提出的问题，其中也包含了对可能性区域技术的使用。这种多种技术结合治疗的方法，也是心理师结合 W 善于思考、勇于探索的特点，为其量身定制的独特治疗方案。在心理治疗的实践上，心理师为每位来访者创造符合他们个人特质的治疗方案，可以帮助他们走得更远，突破得更快。当然，能走多远，需要个人能力的支持，在职场中最能体现一个人能力的表现无疑是智商和情商的结合，W 能看到自己情商的一面，在高负荷的职场人际关系中，也给自己吃下了一颗定心丸。

来访者：您一直在引导我去解决自己的问题，从未替我做过任何决定。

心理师：这给你带来的感受是什么呢？

来访者：尊重！

心理师：心理工作是一个引导和发掘的工作，我可能会在某个时刻教你怎么放松心态，又或者会在某个时刻引导你如何面对自我，你可能发现，我无法真正地告诉你该怎么生活。生活是属于你自己的事情，不是我的。如果我告诉你该怎么去选择，那对你和我而言，可能是灾难性的，我会成为一个靠操控别人生活而寻找价值的失败者，而你，也会感到自己的无能。庆幸的是，我们都没有成为我们最不喜欢的人！

来访者：您更像是我的另一个声音或者另一个思考。

心理师：是的！

离别或多或少都会伴随着焦虑与不安，心理师在和 W 的交流中，还是能够感受到她有轻度的焦虑，不过这已经不重要了，某种程度的离别焦虑是正常的。这种焦虑的背后是对新环境的期待、旧环境的释怀，只有当焦虑的程度超出其年龄阶段通常能够承受的程度，或者伴有明显的社会功能性损害时，才可以说是严重的分离焦虑症，显然，W 没有达到这种程度。而且，最重要的是，W 在这段心灵旅程中得到的心灵升华帮助她建立了有助于成长的良性认知。如今的她，面对困难时精神富裕，行为有力。生活有顾不过来的分离，解决不完的问题，心理师对 W 的引导不是让她彻底消除烦恼，而是始终秉持"客观存在"的事实原则，允许自己阶段性地放下，不以求"完美"作为停下来的借口，带着"问题"继续前行。很多问题，会随着前行，在不知不觉中被解决。

心理师：我也想就最后的一次交流，跟你分享一些我自己的想法，这些想法有些是来自于我们的访谈中，还有些是访谈结束后我自己的总结。作为一名心理师，在跟来访者的访谈中，我也会产生一些情绪。比如，我也会因为一名来访者想要自杀而感到担忧，也会因为某个个案进展受阻而感到无力。我记得你曾说过，在解决自己的问题上，你无法跟心理师相比。其实，我在和你的交谈中，也会因为一些问题而感到困扰，也很难做到真正意义上的感同身受。我并非是你人生中最好的引导者，最好的导师其实是你自己。你对一些问题的解读，表现得非常聪慧，甚至一度也启发了我对某些问题的思考，然后再反馈给你。这表明你的某些困难，其实是你自己解决的，并不是我。

来访者：我就像一只雏鹰，还在考虑是否展开双翅尝试第一次飞翔时，您的这句话激活了我内心所有的勇气。我能持续跟您保持交流，与您的坦诚也分不开，这带给我一份安心，也带给我面对自己的勇气。

作为心理师，我们需将来访者的反应视为最有价值的治疗工具，在自信强化的阶段中，心理师通过自我暴露的技术对 W 进行某种情感的反应，扫除了她在思想上认为自己与心理师之间的非同性差异，激发其内心自愈力，做自己的心理医生。心理师对来访者在治疗中出现的任何情感反应，比如害怕、担心、迷茫、愤怒等都需要认真对待，一则是这些情感是治疗过程中一部分内容的呈现，二则是这些情感蕴藏着重要信息，其中就包括移情技术在咨询中的应用。心理师将情感、内容反应视为在治疗中最具价值意义的工具，这不仅对来访者走出心灵困扰有所帮助，也对心理师自我成长有着重要的意义。

来访者：我想今后还会有关于成长的话题与您交流，这里始终是接受我的，对吗？

心理师：当然，这里的大门永远为你打开，无论何时何地，只要你想和内心的自己对话，都可以来到这里。

来访者：我想，下次我们的对话就不会再是抑郁了。

心理师：持续的个人成长还可以通过两种途径到达。一是持续阅读，用新的知识开创新的局面。心理治疗技术中专门有个"阅读疗法"。信息获取是一个整合自我的过程，研究证实，一个人在阅读中可以和作者的积极思想产生共鸣，可以产生同理心，提升心智，这对心理疾病患者来说，能够有效促进心理障碍的康复。二是你可以将原有知识理论运用于现实，在实践中总结自我，强化正向认知体系。帮助他人其实就是将自己所学所感分享给他人的一种实践方式，既能强化自我认知也能传递真诚友好。这些都有利于你个人的长期成长。你愿意吗？

来访者： 非常愿意！阅读是人生中一件幸运的事，帮助别人的同时也能让自己成为"宠儿"。我特别喜欢电影《心灵捕手》里的一句台词——没有行动的人，即使拥有百万奖券，也窝囊地不敢兑现。电影里的主人公威尔完成了一次对自己的救赎，他的故事是幸运的，同威尔相比，我也一样幸运，在面对抑郁，我同样有着知心朋友的支持和将我的情况视为己任的导师引导，这些都带给我翻跃心墙的勇气。我的努力最终让自己获得了被救赎的机会。

心理师： （微笑。）

来访者： 我记得当我第一次踏入这间咨询室时，黑暗无助的人生让我不敢对未来抱有一丝希望，可就在那个时候，我在您眼睛里看到了一份从未见过的希望，您为何如此坚信能让我重拾对生活的信心？

心理师： 你沉默三十分钟之后，最终选择说出自己的故事……

想要走出抑郁，开启有价值意义的生活，需要遵循一条基本的原则：你只能从现在能看到的自己开始，而不能从模糊的对自我的认识开始。水清则月现，心清则慧生。想要解决抑郁这个复杂的问题，必须要做到对自己有深刻了解，全面审视导致自己抑郁的原因，只有这样才能更好地帮助自己。

这次咨询结束，心理师与 W 以抑郁情绪为主的阶段性心理咨询算是告一段落了，但 W 后续依旧会参与关于个人成长的咨询。成长是个不断被塑造和自我塑造的过程，成长的目的是获得对生命最真实的体验感，这个过程并非一朝一夕能够完成，它需要有足够的时间去领略贵在改变、美在坚持的风采。W 领略到了心理咨询的魅力，这也给她面对未来带去了能量。心理师希望每一位受困于心理矛盾的朋友都能够寻找到一些有效的解决方式去脱离苦海，去寻找内心里的那束光。我们一直都渴望内心强大，希望内心能被指引前行，如何做到呢？自我觉察！一个人懂得如何向内觉察时，往往是改变的开始，也是成熟的开始。一个人需要学会觉察自我，这也是我写这本书的初心和愿望所在，希望与各位读者朋友共勉！

附录
心灵语录

➢　　2020 年 11 月，当时的同事姐姐送给我一本日记本，可以记录
5 年的日记。写下这段文字是 2022 年的 6 月，距离我记日记有两年
了。当时我翻阅刚刚拿到的日记本，是希望用这个日记本好好跟自
己对个话，心平气和地变成更好的自己。我希望可以爱自己，让自
己快乐。这两年我也一直在找寻爱自己的方式，包括现在我依旧处
在探索的阶段。对我来说，爱自己是终其一生的目标。要说这两年
有什么进步，那就是现在的我比前两年更会爱自己了。我一直在进
步，虽然过程有一些缓慢，但我从未放弃过爱自己。

——MON《我从未放弃过爱自己》

➤　　和自己的对话：今天，你有被爱到哦！跟妹妹聊了很久，你的心情很好。早上你按时吃了早餐，中午你也没有因为工作饿到自己，晚上你还跟好朋友聊了天。今天是治愈的一天。你要对自己好，抱抱自己，看看自己。你很好，你值得被人爱。对的人会来到的，温暖的家也会有的。在一切发生之前，首先和自己有个家吧。我爱自己，我爱你。

——MON《爱自己的一天》

➤　　我从小到大受到很多来自家人的否定，我大学毕业的时候，大姑说我想要留在美国那是痴人说梦，美国是精英才能留下的，我又不是精英，我做不到。

当我想读博的时候，她又说博士我根本读不出来，我没能力。

当我这次回国，她问我：你觉得你优秀吗？我觉得你不优秀！

今天我的心理师问我：你觉得什么才是优秀？每个人对优秀的定义是不一样的。

我说：虽然我大姑说的道理是没错，我想留在美国确实不容易，读博也需要付出很多。26岁的我，美国没能留下来，博士也还没开始读。但我不想她总是打压我，我一直觉得自己很差劲。我一直都很自卑。我只想她能鼓励一下我而已。

我问过我大姑为什么不鼓励我，她说她怕我骄傲。

我的字典里就没有"骄傲"二字。我一直都那么不自信，那么焦虑地努力，只想证明给她看。

然后我的心理师告诉我：当你有能力让自己幸福时，你就很优秀！

这一刻我觉得自己在朝优秀的道路上行走了，我要证明给家人的不是我有多么牛，学历有多么高，而是想要告诉她们：我很幸福，我有能力让自己一直幸福地活下去。

以前我觉得苦难是我的命运，现在我觉得幸福才是我要学习的功课。

——MON《优秀是有能力让自己幸福》

➢ 刚刚做完了咨询，回忆了很多我在达拉斯读书时的经历。我好像总觉得身边有潜在危险的人在和我争夺我认为最重要的人。从上一段感情到这一段感情，我总能从自己身上找到我不优秀的地方去跟别人身上优秀的点比较，我好像一直在验证什么一样。我总觉得自己身边的环境充满了危险，在人群中总能找到那些可以抢走我喜欢的人的女生，其实关于自卑的性格，我太想做出改变了，我想做一个自信的女孩……

——MON《我想做一个自信的女孩》

➢ 今天的咨询帮助我去理解了两个问题。第一个是我想要什么，一旦决定了，就不要在意身边的声音。关于那两年，我并没有觉得是在浪费时间，我总是太在意身边人对我的看法。其实浪费与否只有自己知道，不是吗？第二个是我们终其一生的目标，是认识自己，探索自己。生活的好坏和认识自己是相辅相成的，更好地认识自己可以让自己生活得更好，而高质量的生活也可以辅助自己去探索自己。我突然明白了，我想修复的是那两年自己所谓的虚度年华。我不该去纠结那两年辞职是否正确，而是应该关注怎么样精彩地度过辞职后的生活。

——MON《有些人看似浪费时间，实际上是找到了自己的路》

➢ 今天的咨询聊到了当我发现男朋友跟他的异性好朋友频繁发消

息时，我会很吃醋怎么办，也谈及了我的自卑、难过以及我渴望被人察觉到的委屈和愤怒。还有更深一层的，我跟心理师说到了，以前我谈恋爱时内心总是会做心理预设，似乎已经写好了一个朝着自己内心设定发展的剧本。但我的疑问是，我一开始就不想要这个剧本，但为什么最终还是会朝着自己想的剧本发展呢？剧本里的结局是我会被抛弃，会被伤害，然后我还是会不停地去验证这个剧本。我深深地陷入了自己的模式和剧本中，工作和恋爱都是如此，我该如何跳出去呢？我想接着再和心理师好好聊聊这个问题。

——MON《原来我的心里早已写下了属于自己的剧本》

➤　　今天的咨询还是停留在了剧本这一部分，我反思后觉得我的家人们好像都过得很苦，他们不敢去享受，而我也不敢去背叛我的家族，所以自己就采用了这个模式。但我真的很想改变，我想变得快乐和幸福。苦难并不是我的剧本，我需要去明白：活得开心不是对家人的背叛。或许敢于分享幸福，承认自己快乐也是需要勇气的吧！此外，心理师教了我一个方法去修改我的模式，就是直接去问别人："你刚刚不需要我帮忙，是真的还是在跟我客气？"当然这个方式最好是用在熟悉的人身上，我需要这样做去减轻自己心里的负担。以前我总会去猜测对方的想法，比如去朋友家做客时，我就会非常拘谨，总是坐立不安，在各种细节上都想帮助朋友，不想对方太辛苦，怕亏欠别人。原来这样的我，也是会给别人带来很大的困扰和压力。原来人与人之间的关系可以不那么小心翼翼，我可以慢慢学会去接受别人眼里的我。有时候别人的好，是不需要回报的。

——MON《有时候别人的好，不求回报》

➤　　关于我的控制欲，我想说我意识到自我意识开始发展是在大学时，就像一个饥饿的人，被填饱肚子之后才会适当减少食欲。或许在我能更好地掌控自我之后，才会有更少的控制欲。我曾经的人生如此失控，才会有那么强烈的输赢争夺。我不会再去重复验证人生的剧本，我想改写新的剧本，哪怕新的剧本也有很多不确定性和担忧，我也要学会面对。希望未来有一天，即使别人不受我的控制，我也不会有强烈的失控感和挫败感。

——MON《面对自己的失控感》

➢ 今天的咨询，我久违地流了很多眼泪。心理师也说我成长了很多，关于前任身上一些我没法理解的情感，我现在终于有一些体会和理解了。但我在回忆的时候还是会有委屈，那种被伤害的感觉还是存在的，也许我还需要时间去治愈好自己吧。以前我总是好奇对方是怎么想的，但现在我尝试先问问自己是怎么想的，先去处理自己这部分的想法和情绪。其实好感慨，理解的背后真的很心酸，成长也是用眼泪堆积起来的。

——MON《眼泪教会我的事》

➢ 和心理师聊到我平时的恋爱和社交模式，我都发现我会习惯性地变成对方喜欢的样子，似乎这样就可以维系一段关系，而不是通过做自己去吸引喜欢自己的人。所以我才会那么生气我的男朋友喜欢网红风格的女生，因为这似乎不是我的风格，也不是我想成为的样子。但同时我也在挣扎，因为这种不被喜欢的感觉带给我一种挫败感。我没有在做自己，去等待别人喜欢我本身，而是去迎合一个又一个人，变成大家都喜欢的样子，然后不停地改变去稳住一段段关系。有勇气被讨厌，值得我去学习。

——MON《做自己，可以被爱也可以被讨厌》

➢　　我终于结束了这段长达四年的关系。失恋是难过的，我一个人搬家，换了新的环境想要重新开始。我逐渐开始习惯一个人，一个人上下班，一个人吃饭。今天跟一位关系很好的妹妹打电话，她和我说自己从来没有谈过恋爱，是因为一开始就把爱情理想化，要将结婚作为目的去谈恋爱，所以她很怕一段感情会失败。但是她也很纠结，因为她自己明白如果不谈恋爱，自己也不知道究竟什么样的人最合适她，自己究竟想要什么。这时候她问我这次分手是否会伤心和遗憾呢，她也知道我和前男友是有结婚的打算。那一刻我也在心里问了自己一个问题：我想要的爱情究竟是什么样子的？

　　当我无法从这段关系中获得自己想要的东西时，提出分手，我真的错了吗？我始终相信自己选择开始一段关系，是因为能够在这段关系中获得滋养和快乐。可慢慢地，伤痛和眼泪的比重早已超过了幸福和滋养的比重。毕竟这一段感情，我和对方都用心经营了四年的时间，就这样放弃了，我是否真的甘心呢？我突然发现以前的自己在开始一段感情前，也都抱着结婚的目的，总希望这一段关系可以长久，最终步入婚姻的殿堂。但这一次分手让我对于爱情的思考多了另外一个角度。婚姻对我来说依旧很重要，我还是会期待美好的爱情。然而，在遇到对的人之前，所有的关系对我来说都有意义，分手其实不是什么坏事。我想要的爱情就像是一颗种子，深埋在我的心里。我经历的这些关系、遇到的前任们都是帮助过我的人——帮我给这颗种子浇水施肥，助它开花结果。刚开始的时候，浇的水含有杂质，施的肥质量也不好。慢慢地，我学会了挑选水源和肥料，我选择可以滋养到土壤的肥料。就像是我从一个不成熟和懵懂的女孩，在感情中伤害对方或是被对方伤害，学会了如何跟另一半沟通和经营爱情，慢慢变得成熟，坚定自己想要的。不成熟的自己遇到也不成熟的另一半，那么成熟蜕变后的我也会遇到那个成熟的他。没有完全平等的爱情关系，对我来说，真诚就是平等。

　　似乎一切都有了答案，心里那颗种子一直都在。我依旧期待爱情。分手不是一件很坏的事情，我能很深刻地感受到这一段关系使自己成长了很多。愿我们心里的那颗种子最终都可以开花结果。我会幸福的。

——MON《给分手的自己：我会幸福的》

➤　　如果有一天我想放弃了，希望我的心理师能把我写下来的这些话念给我听：我有两个最好的朋友，一个叫Tom，另一个叫小烨，我们曾经在同一个幼儿园里上学，经常在一起玩滑板、捏泥人。我很想他们，我们约好一起去迪斯尼，一起看动漫展。我还没有看过北方的雪，也没有看过南方的海，我家"狗宝"7岁生日也快到了，我种的君子兰也快要开花了吧！

——馒头《坚持》

➤　　今天是二〇二〇年十二月三日，我要永远地记住这个日子，因为这一天是我再也不把抑郁症这个病放在心上的一天，虽然我现在还在不停地吃药，但我不想因为它的存在而失去自己的人生。我决定从今天开始让自己保持快乐，乐观面对生活。做人太累了，顾前又顾后，顾左又顾右。从现在起的往后余生，我就只做一只鸟，一只吃饱就遨游世界的知更鸟。

——知更鸟《一只吃饱就飞的知更鸟》

➤　　童年对我来说是一个很奢侈的梦，因为我患有抑郁症，导致我没有一个完整的童年，也就是说因为抑郁症的缘故，没有人愿意靠近我，在他们的眼里，我就是一个怪人，一个披着黑色大衣的怪人。其实，我很想告诉他们，我一点也不奇怪，我只是比别人想得更多一点，看得更细一点。

——微笑《别人眼里的怪人》

➤ 　抑郁的那三年，我捶打过自己，撞过墙，拿过刀片割过大腿，地上的鲜血痕迹会消失不见，大腿上的伤疤却永远无法消除。我不知道自己哪来的勇气不顾一切地去伤害自己，但是，对我来说只有肉体上的疼痛才能缓解心灵上的伤痛。我忘了告诉自己，其实我很害怕血，但是那一刻我见到鲜血直流并没有感到很害怕，因为，我知道自己还活着。

——巧克力《一个什么也不是的人》

➤ 　我终究是只没人在意的松鼠
　　只有春天上下于树桩
　　来往的潮水才看见我
　　前后的山峦才注意我
　　予我不应得的富足
　　当冬天来临
　　我因力竭而死
　　熬过寒冷的同类成为我的转世
　　被周遭唾弃

　　我的幽灵像风一样奔走
　　向着理想
　　和泥沙和解

——佚名《松鼠》

➤　　当我被诊断为抑郁症的时候，其实还是难以启齿。我呆呆地看着病例报告，知道这个病不会得到很多人的同情和理解。它不像摔坏了骨头，别人能看到打钢针加石膏，熟悉的人和不熟悉的人都会投来同情的眼神。可我患上的偏偏是抑郁症，它看不见摸不着。我好想对身边的人说，我真的好累，但我不敢，我天生胆子小，害怕他们说我矫情，或者用他们那疑惑的眼神看着我，说：至于吗？大家都很累！好吧！我只能将所有的苦往肚子里咽，装出一副他们希望看到的坚强，可我越是努力越是无力，我吃不下饭，睡不着觉，不能工作，看到飞驰而来的地铁就想往下跳。我知道有些人听到这些话，还是会觉得难以理解。可事实就是如此。

　　　　　　　　　　　　　　　　　　——苡洁《过完今天没明天》

➤　　有些事从心底里拿出来说，真的很不容易。但我无法掩饰我自己，我想做一个真实的人。我听过最美的声音不是"你太幸运了，你有这辈子都花不完的钱"，也不是"你太厉害了，三十出头，事业就如此成功"，而是我的心理师跟我说的那句话："你来到这里，不是因为你多么优秀，也不是多么糟糕，你只是需要一个渠道去表达自己的想法，还有情绪，你需要帮助！"就是这句话，救了我一命。

　　说真的，当我说"救了我一命"时，我没有一点夸张。

　　我不怕跟大家说，我那看似光鲜的外表，其实在几年前就已经将我笼罩在黑暗无光的世界里，甚至更早就已经开始了，以至于我一直想结束自己的生命。

　　我有两个代名词，一个是"张狂"，虽然我没有听到过别人当着我的面说，但我还是能在他们的眼里看到那个疯狂的自己，不讨喜的自己。我出生在一个富裕家庭，我父亲是一个成功商人，他几乎满足了我一切疯狂的需求，豪车、名表……现在看来，那些什么也不是。

另一个代名词是"聪明"，也许大家觉得这没什么，现在能说自己聪明的人太多了，而事实上，我真的是靠自己的努力进了世界名校，接受着最顶端的教育。

如果你们听到我前面的描述就认为我有多么幸运，那就大错特错了。我很清楚地知道自己是谁，我只是一条狗，一条不知疲惫忙碌的狗。

我的成长环境教会我一切只为了目的，我所有努力的动力就是为了让自己看上去更加光鲜，但我不知道，与此同时自我也随之迷失了，也许这也跟我父亲的突然离世有关。是的，他得了癌症，患病后没多久就离开了我。他是我最要好的朋友，在这个世界里我只有两个朋友，另一个是我的母亲。他们给了我全世界，最重要的是他们教会了我"生意人生"。

我身边几乎没有除他们以外的朋友，我打心底里不相信身边的人。在我认为的这个"弱肉强食"的游戏里，如果稍微落后一点就会被吞噬，只有站在顶端，才能确保安全，我所有的问题都得靠自己解决。

在我最消沉的时候，我不得不组织一些无意义的派对，忘却父亲离世所带来的痛苦，让我看起来不是那么孤独，我害怕孤独，害怕被这个世界抛弃，可我又不想融入这个世界。当夜幕降临，我所有的情绪都出来了，那是最可怕的，我每天向上帝祈祷，希望能让我看到第二日的天明。

我记得那是在我家的地下车库里，我坐在车里，反锁门窗，抽完人生的最后一根烟，猛踩油门，向墙上撞去……那一刻，我仿佛看到了我的父亲。